Zichner

Richtig einkaufen bei Hashimoto

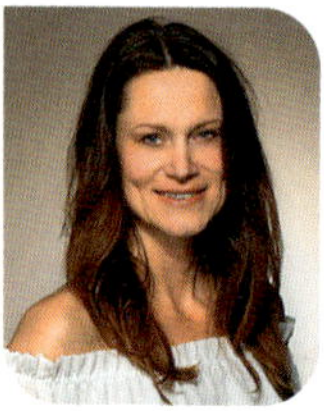

Bei **Diana Zichner** wurde die Diagnose Hashimoto-Thyreoiditis bereits 2009 gestellt. Doch schon Jahre zuvor plagten sie die starken Symptome der Erkrankung und eine extreme Müdigkeit, die ihr das Leben schwer machten. Und trotz der Erleichterung, nach Jahren der Suche endlich einen Namen für ihre Erkrankung zu haben, brauchte sie noch lange Zeit, viel Kraft und einige Umwege, um endlich eine dauerhafte Besserung zu erzielen. »Mein eigener holpriger Weg mit Hashimoto hat mich dazu bewogen, eine Ausbildung zur Ganzheitlichen Ernährungsberaterin zu machen. Ich möchte all meine Erfahrungen und mein Wissen rund um Hashimoto professionell an Betroffene weitergeben und ihnen zu einem beschwerdefreien Leben mit der Autoimmunerkrankung verhelfen.« Sie betreibt unter anderem den Blog hashimotounddiespeckroellchen.de.

Diana Zichner

Richtig einkaufen bei Hashimoto

Lebensmittel, Checklisten, Vitamine, Nährstoffe. Trigger erkennen und vermeiden

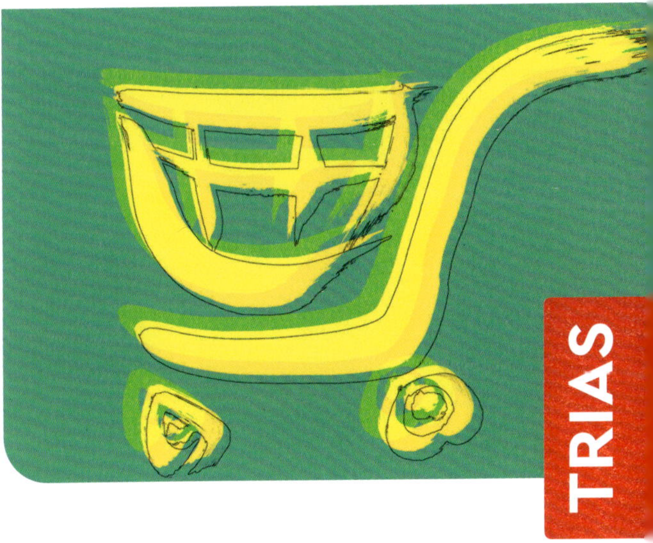

TRIAS

Liebe Leserin, lieber Leser,

sind Sie von einer Hashimoto-Thyreoiditis betroffen und haben Ihr Wohlbefinden noch nicht zurückerlangt? Haben Sie bereits mehrere Ratgeber gelesen und wissen nicht so recht, wie Sie die Flut an Informationen rund um die Ernährung bei Hashimoto umsetzen sollen? Ich bin selbst von der Autoimmunerkrankung betroffen und kann daher nachempfinden, wie Sie sich fühlen. Nach meiner Diagnose vor 14 Jahren begann ich, sämtliche Informationen über die noch recht unbekannte Autoimmunerkrankung zu sammeln. Mich plagten beinahe alle Symptome, die bei einer Hashimoto-Thyreoiditis beschrieben werden. Mein Wissen wurde immer umfangreicher, ich stellte meine Ernährung um, probierte vieles aus, sodass ich mein Wohlbefinden nach und nach zurückerlangte.

Der Wunsch, all meine Erfahrungen an Betroffene weiterzugeben, wuchs. Ich absolvierte eine Ausbildung zur ganzheitlichen Ernährungs- und Gesundheitsberaterin und vertiefte meine Kenntnisse rund um die Darmgesundheit. Mein eigener Weg war sehr lang und holprig. Damals hätte ich mir eine erfahrene Begleitung gewünscht. In meinen Coachings stellte ich fest, dass auch viele andere Betroffene mehr Anleitung und Unterstützung benötigen. Auch auf meinem persönlichen Weg kamen ebenso immer wieder Fragen auf wie: »Was darf ich überhaupt noch essen?«, »Wie finde ich heraus, was mir guttut?«, »Wo finde ich eine Liste der empfohlenen Nahrungsmittel?«, »Gibt es so etwas für die Handtasche?« Der Anlass für diesen kleinen Einkaufsführer, den Sie gerade in Ihren Händen halten, war gegeben. Er soll Ihnen spielend einfach die Richtung für Ihre Ernährung vorgeben und begleitet Sie gern zum Einkauf. Anhand der Einkaufs-Tabellen können Sie auch im Laden blitzschnell nachschlagen. Ernährung spielt zweifelsohne eine große Rolle, um Hashimoto in den Griff oder sogar zum Stillstand zu bekommen. Ausführlichere Informationen rund um Hashimoto erhalten Sie auch in meinem Buch *Meine Hashimoto-Ernährung*, ebenfalls erschienen im TRIAS Verlag.

Nun hoffe ich, dass dieses kleine Büchlein hilfreich für Sie ist, und wünsche Ihnen viel Erfolg auf Ihrem Weg zu einem guten Leben mit Hashimoto.

Ihre Diana Zichner

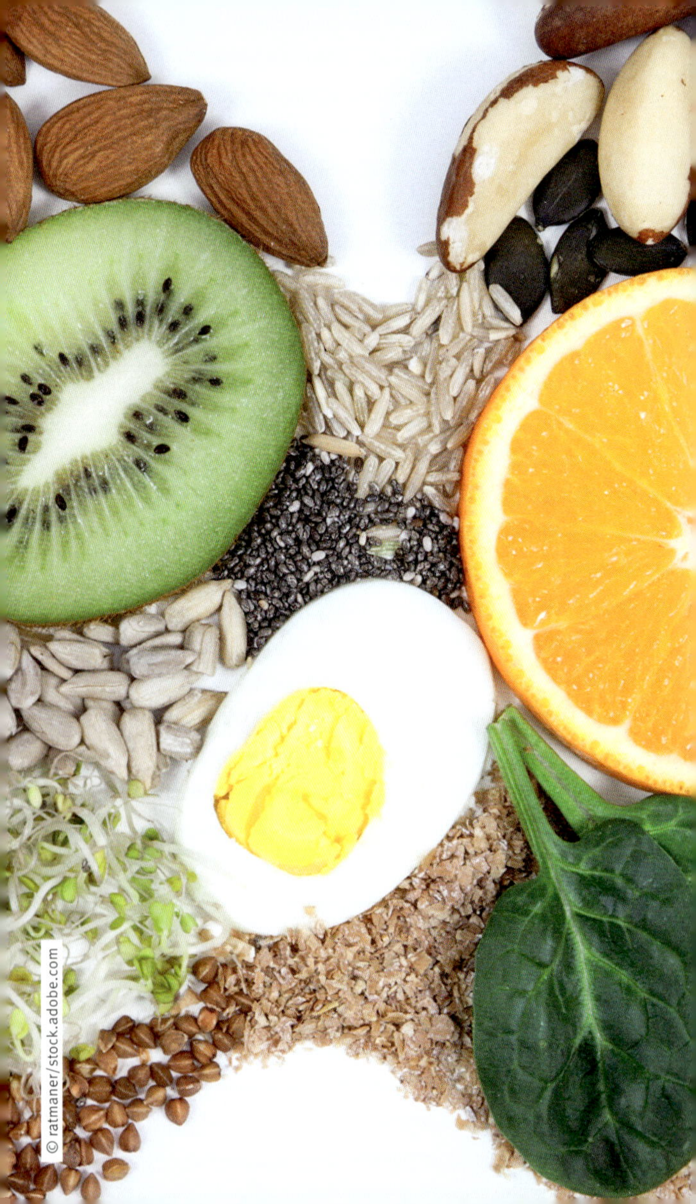

Die Erkrankung

Ihr Lebensstil und insbesondere Ihre Ernährung spielen eine große Rolle dabei, wie gut es Ihnen mit Hashimoto geht.

Hashimoto kurz erklärt

Was ist Hashimoto eigentlich? Welche Auslöser gibt es? Wie kann sich die Erkrankung zeigen? Und wie stellt der Arzt die Diagnose?

Die Hashimoto-Thyreoiditis ist eine autoimmun verursachte Schilddrüsenentzündung, bei der das fehlgeleitete Immunsystem spezielle Antikörper bildet, welche die Zellen der Schilddrüse zerstören. Durch die Schädigung des Schilddrüsengewebes ist die Schilddrüse nicht mehr in der Lage, genügend Hormone zu produzieren. Daraus resultiert eine Schilddrüsenunterfunktion. Der Körper wird nicht mehr ausreichend mit den nötigen Hormonen versorgt, die für viele Funktionen im Körper zuständig sind. Hierzu gehören ein schnurrender Stoffwechsel, ein fittes Herz-Kreislauf-System, eine gute Verdauung sowie Muskel- und Nervenfunktionen. Fehlen uns Schilddrüsenhormone, funktioniert unser Motor nicht richtig und wir fühlen uns träge und energielos. Oftmals bleibt die Erkrankung viele Jahre unentdeckt.

Die Symptome sind vielfältig und auch der Verlauf ist von Patient zu Patient unterschiedlich.

Wie kommt es zu einer Hashimoto-Thyreoiditis? Meist bedarf es mehrerer Auslöser für eine Autoimmunerkrankung. Folgende Faktoren sind bekannt, die zu einem Entstehen einer Hashimoto-Thyreoiditis führen können.

Mögliche Hashimoto-Auslöser:

- Störungen der Darmgesundheit und Unverträglichkeiten wie Glutensensitivität, Leaky Gut, Zöliakie
- genetische Veranlagung
- hormonelle Veränderungen in der Pubertät, nach der Entbindung, in der Menopause
- Zufuhr hoher Dosen von Jod
- chronische Infekte und Virusinfektionen z. B. mit dem Eppstein-Barr-Virus (EBV)
- Stress (Familien- und Beziehungsprobleme, Schwierigkeiten bei der Arbeit, finanzielle Sorgen)

Die Symptome sind manchmal unspezifisch und anfangs schwer zuzuordnen. Zu Beginn und auch später während eines Schubes können durch die Zerstörung des Schilddrüsengewebes Hormone freigesetzt werden, was zu einer kurzfristigen Überfunktion mit den typischen Symptomen wie beispielsweise Herzrasen, Zittern, innerer Unruhe und Kopfschmerzen führen kann. Generell verursacht Hashimoto aber Symptome einer Schilddrüsenunterfunktion.

Symptome einer Schilddrüsenunterfunktion:

- Müdigkeit, allgemeine körperliche Erschöpfung, fehlende Belastbarkeit
- Konzentrationsschwäche, Gedächtnisschwäche, Wortfindungsstörungen
- hoher Blutdruck mit Puls unter 70, Herzstolpern, Herzrasen
- Angst- und Panikattacken, Gereiztheit, depressive Verstimmungen
- trockene, struppige und glanzlose Haare, Haarausfall, brüchige Fingernägel
- teigige, trockene Haut (Myxödem)
- Verstopfung, Blähungen
- frieren, nächtliches Schwitzen
- Gewichtszunahme unabhängig von der Kalorienzufuhr, selten Gewichtsabnahme
- Zyklusstörungen bei der Frau, unerfüllter Kinderwunsch, Neigung zu Fehlgeburten
- Abnahme des sexuellen Verlangens
- nächtliches Kribbeln und Einschlafen von Händen und Unterarmen (Karpaltunnelsyndrom)
- nachlassendes Hörvermögen, Ohrgeräusche
- Nackenverspannung, Nackenschmerzen
- Lidrandentzündung, Lidödem, geschwollene Nasenschleimhaut

Die Aktivität des Immunsystems und somit des Autoimmungeschehens kann weitere Symptome hervorrufen.

Autoimmun-Symptome:

- Gelenkschmerzen, Muskelschmerzen und Verhärtung von Sehnen und Muskeln
- Hautveränderungen wie z. B. Urticaria, Rosazea
- Trockenheit der Schleimhäute (Sicca-Syndrom)
- Schwindel, unsicherer Gang, neurologische Symptome (Neuritiden)
- allgemeine Schwäche, geringe Belastbarkeit
- Übelkeit und Magen-Darm-Probleme, Verdauungsprobleme
- Augenerkrankung (endokrine Orbitopathie)
- grippeähnliche Symptome, Lymphknotenschwellung, Fieber
- erhöhte Leberwerte
- stecknadelkopfgroße, weiße Flecken auf den Unterarmen

Komorbide Autoimmunerkrankungen: In Verbindung mit der Hashimoto-Thyreoiditis können bei etwa 25 % der Erkrankten andere zusätzliche Autoimmunerkrankungen auftreten oder bereits bestehen. Hierzu gehören beispielsweise Colitis ulcerosa, Morbus Crohn, Zöliakie, Diabetes Typ 1, Vitiligo, Morbus Addison, Myasthenia gravis oder Lupus erythematodes.

Hashimoto-Diagnose: Anhand von Blutwerten wie den Schilddrüsenparametern TSH, freies T3, freies T4, TPO-, TG- und TR-Antikörpern und einer Ultraschalluntersuchung kann Hashimoto durch einen Arzt dingfest gemacht werden.

Gut mit Hashimoto leben

Hashimoto ist bisher nicht heilbar. Mit einer Änderung des Lebensstils ist es jedoch möglich, die Autoimmunerkrankung in Remission, d.h. zum Stillstand zu bringen. Überlegen Sie, was Sie in diese Situation gebracht haben könnte und was Sie verändern müssen, damit Sie sich wieder gut fühlen. Hier wird es meist etwas unbequem. Es ist notwendig, selbst aktiv zu werden. Das ist gar nicht so einfach, wenn die nötige Energie fehlt. Ärzte können uns unterstützend durch Bestimmung von Werten und auch richtungsweisend begleiten. Den Weg zur Besserung müssen wir selbst in Angriff nehmen. Neben der richtigen hormonellen Einstellung spielt Ernährung eine große Rolle und ist eine Säule, um in Remission zu gelangen. Eine Auswahl an möglichst naturbelassenen Nahrungsmitteln, angepasst an die eigenen Bedürfnisse und Verträglichkeiten, wird Ihnen Energie und einen leistungsfähigen Körper zurückgeben. Aber auch weitere wichtige Säulen wie ausreichender und erholsamer Schlaf, Stressreduktion, Bewegung, ein gesunder Darm und eine fitte Leber sind wichtig für Ihre Hormonbalance und das gesamte Wohlbefinden. Das sollten Sie auf keinen Fall außer Acht lassen. Ein ganzheitlicher Ansatz ist unausweichlich und nur dieser wird Sie voranbringen. Achten Sie auf sich und nehmen sich unbedingt Auszeiten. Seien Sie nicht zu streng mit sich selbst, wenn die Ernährungsumstellung nicht sofort klappt. Auch kleinere Schritte führen vorwärts.

Ernährung bei Hashimoto

Kommen wir nun zur Ernährung bei Hashimoto. Hier sei gesagt, sie ist so individuell wie die Erkrankung selbst.

Was dem einen gut bekommt, kann bei jemand anderem starke Reaktionen hervorrufen. Die eine »Hashimoto-Diät« gibt es nicht, jedoch einige Nahrungsmittel, die eine Autoimmunerkrankung triggern können. Dessen sollten Sie sich bewusst sein und für sich herausfinden, welche Nahrungsmittel Ihnen dauerhaft Probleme bereiten und welche Ihr Wohlbefinden steigern. Die Mühe lohnt sich! Machen Sie sich unbedingt frei von starren Ernährungsformen.

Entscheiden Sie sich für eine ausgewogene, antientzündliche Ernährung mit frischen, unverarbeiteten, hochwertigen Nahrungsmitteln ohne ungesunde Zusätze. Je naturbelassener die Lebensmittel, desto leichter hat es Ihr Darm, diese verdauen und verarbeiten zu können. So kann sich Ihr Immunsystem wieder beruhigen. Viel zu oft greifen wir auf Industrienahrung zurück, weil die Zubereitung so schnell und einfach ist. Industriell verarbeitete Lebensmittel enthalten jedoch meist zu viele Kohlenhydrate, Zucker, schädliche Transfette und eine Vielzahl an künstlichen Zusatzstoffen. Bedenken Sie, dass viele dieser Stoffe Ihrem Darm fremd sind. Ist die Darmbarriere nicht mehr intakt, wird gleichzeitig Ihr Immunsystem in Alarmbereitschaft gebracht. Wussten Sie, dass 80 % Ihres Immunsystems im Darm sitzt? Hier liegt auch häufig das Problem. Eine aus dem Lot geratene Darmflora ist meist der Beginn des Schlamassels.

Unser Darm ist ein hoch komplexes System und wird von einer schützenden Schleimhautschicht ausgekleidet. Diese Schleimhaut in unserem Darm sorgt für eine Barriere zwischen der Außenwelt und unserem Körperinneren. Sie kleidet aber nicht nur unseren Darm aus, sondern auch unseren Mund, die Speiseröhre und unseren Magen. Sie verhindert, dass aufgenommene Keime, Umweltgifte, Viren und Bakterien in unseren Körper gelangen und sorgt gleichzeitig dafür, dass alles Unbrauchbare mit dem Stuhl wieder ausgeschieden wird. Nur die wichtigen Nährstoffe, die der Körper aus der Nahrung benötigt, werden durch die Darmschleimhaut über die Darmwand in den Blutkreislauf geschleust. Die geregelte Aufnahme über die Darmepithelzellen funktioniert aber nur dann, wenn die Zellzwischenräume durch »Tight Junctions« ausreichend abgedichtet sind. Weist die Darmepithelschicht »Löcher« auf (Leaky Gut) können Giftstoffe und Bakterien hindurchkommen.

Damit diese Verbindungen intakt bleiben und alle Nährstoffe ausreichend über die Darmepithelzellen aufgenommen werden können, müssen die im Darm befindlichen Bakterien, die die Darmflora bilden, im Gleichgewicht sein. Die Darmflora, welche auch Mikrobiom genannt wird, besteht aus Billionen von nützlichen und schädlichen Bakterien. Zu den nützlichen gesundheitsförderlichen Darmbakterien, deren Anteil überwiegen sollte, zählen die Lakto- und Bifidobakterien. Diese ernähren sich von Ballaststoffen bzw. unverdaulichen Kohlenhydraten. Sie besiedeln dicht die Darmschleimhaut und bilden ein »Schutzschild«. Damit wird die wichtige Barriere aufrechterhalten. Die guten Darmbakterien senken zudem den pH-Wert im Darm, sodass sich im sauren Milieu Krankheitserreger, Pilze und Fäulnisbakterien ungern ansiedeln, und unterstützen zugleich das Immunsystem, zwischen fremden Eindringlingen und körpereigenen Antigenen zu unterscheiden. Eindringlinge werden erkannt und abgewehrt. Und natürlich sorgen die guten Darmbakterien für die Verdauung und Verwertung der Nahrung sowie für die Bildung von Fettsäuren und einigen Vitaminen.

Kommt es zu einem Ungleichgewicht der Darmflora (Dysbiose genannt), nehmen die unerwünschten Darmbewohner überhand. Hierbei handelt es sich um Fäulnisbakterien, den sogenannten Kolibakterien. Bieten wir den schädlichen Bakterien angenehme Lebensbedingungen, z.B. durch unsere Ernährung, ziehen sich die nützlichen Bakterien allmählich zurück. Kolibakterien breiten sich immer mehr aus und machen es sich zusammen mit Pilzen und Parasiten in unserem Darm bequem.

Wussten Sie, dass ein Teil der Umwandlung von Schilddrüsenhormonen im Darm stattfindet? Das inaktive Hormon T4, welches Sie wahrscheinlich in Form von L-Thyroxin zu sich nehmen, wird zu 20 % in unserem Darm zum aktiven, stoffwechselwirksamen T3 umgewandelt. Diese Möglichkeit ist bei einer ungünstigen Zusammensetzung des Mikrobioms eingeschränkt oder sogar nicht mehr gegeben, wenn die guten Bakterien die Flucht ergriffen haben. Ein gesunder Darm ist nicht nur für ein intaktes Immunsystem, sondern auch für die Schilddrüsenfunktion von großer Bedeutung. Ein weiterer großer Anteil der Umwandlung findet in der Leber statt. Ist diese mit der Verarbeitung und dem Abbau von überschüssigen Hormonen oder Schad- und Giftstoffen (aus dem Darm) überlastet, wird die Umwandlung von Schilddrüsenhormonen hintangestellt. Aus diesem Grunde sollten Sie auch ein Augenmerk auf Ihre Leber richten. Diese können Sie ganz wunderbar mit Ihrer Ernährung unterstützen.

Wie macht sich eine Dysbiose im Darm bemerkbar?

Eine Dysbiose erkennen Sie an:

- Verdauungsbeschwerden wie Blähungen, Durchfall und Verstopfung
- Völlegefühl, Bauchschmerzen, Blähbauch
- Müdigkeit, Leistungsabfall
- Konzentrationsschwäche
- Anfälligkeit für Erkältungen

Bleibt die Dysbiose über einen längeren Zeitraum bestehen, kann dies zu erheblichen gesundheitlichen Problemen führen. Die Nahrung wird nur noch unzureichend verdaut. Es entstehen Fäulnisprozesse, welche die Darmschleimhaut reizen und schädigen können. Entzündliche Prozesse entstehen. Die für uns wichtigen Nährstoffe können nicht mehr in ausreichender Menge aufgenommen werden und es entstehen Mikronährstoffmängel.

Folgende Ursachen kommen für eine Dysbiose und/oder Schädigung der Darmschleimhaut in Frage:

- Einnahme von Antibiotika, Medikamenten wie Cortison und Magensäureblockern, Schmerzmitteln und Chemotherapie
- Gluten, Zucker, Transfette, Lektine
- Aroma- und Konservierungsstoffe
- Alkohol, Nikotin, Koffein
- chronischer Stress
- Magensäuremangel

- Schlaf- und Bewegungsmangel oder auch Übertraining
- Umweltgifte, Schwermetalle
- pathogene Bakterien wie z. B. Salmonellen, Listerien, Campylobacter

Die Schädigung der Darmschleimhaut zieht nach sich, dass der Darm durchlässig wird (Leaky-Gut-Syndrom). Die Tight Junctions verlieren ihre Stabilität. Sie werden lockerer und somit durchgängig für jeden Eindringling. Es gelangen größere Partikel von Nahrungsbestandteilen in den Blutkreislauf, die dort eigentlich nicht hingehören. Viren, Pilze, Bakterien und Schadstoffe durchdringen die Barriere mit Leichtigkeit und streifen durch unseren Organismus.

Unser Immunsystem wird aktiviert und läuft auf Hochtouren, um die vielen fremden Eindringlinge zu bekämpfen. Vermeintlich unschädliche Nahrungspartikel werden als fremd erkannt. Einige dieser Strukturen ähneln unseren körpereigenen Zellen, sodass das Immunsystem körpereigenes Gewebe angreift. Es kommt zu Entzündungsreaktionen im gesamten Körper. Die Leber als unser entgiftendes Organ ist durch die Flut an Schadstoffen überlastet. Die Folge sind unterschiedliche gesundheitliche Beschwerden bis hin zu Autoimmunerkrankungen wie Hashimoto.

Stellen Sie folgende Symptome/Erkrankungen fest, könnten diese durch eine zu durchlässige Darmbarriere entstanden sein:

- Hautrötungen, Ekzeme, Akne, Rosazea

- Müdigkeit, Abgeschlagenheit
- Schwindel, Benommenheit, Nebel im Kopf
- Konzentrationsstörungen
- Stimmungsschwankungen bis hin zu Depressionen
- Kopfschmerzen, Migräne
- chronische Gelenk- und Muskelschmerzen
- Wassereinlagerungen, Gewichtszunahme
- Haarausfall
- chronische Pilzinfektionen
- Allergien, Asthma
- Nahrungsmittelallergien und -intoleranzen
- Histamin-, Laktose-, Fruktose-Intoleranz
- schwaches Immunsystem
- Fibromyalgie
- chronisches Müdigkeitssyndrom
- Autoimmunerkrankungen

Stärken Sie Ihren Darm mit gesunder Ernährung

Mit der Ernährung haben Sie einen großen Einfluss auf die Gesundheit Ihres Darms. Richten Sie Ihr Augenmerk darauf, was ein Lebensmittel in Ihrem Körper anstellt, wenn Sie es zu sich nehmen. Liefert es Ihnen eine Fülle an Vitaminen und Mineralstoffen oder eher vermehrt Zucker, Transfette, Verdickungsmittel, Farbstoffe oder Aromen? Und wie geht es Ihnen nach dem Verzehr? Beobachten Sie eventuelle Symptome wie Müdigkeit, Herzklopfen, Gesichtsröte, Kopfschmerzen oder einen Blähbauch, dann zeigt Ihnen Ihr Körper sehr deutlich, dass er mit dem Nahrungsmittel nicht gut zurechtkommt. Mehr erfahren Sie im Kapitel »Die häufigsten Trigger« (Seite 34).

Verwenden Sie also so wenig industriell gefertigte Produkte wie möglich. So entkommen Sie auch den versteckten Fallen hinsichtlich Gluten, Zuckerzusätzen oder schädlichen Inhaltsstoffen.

Sehr häufig bekomme ich zu hören, dass gesunde Ernährung mit frischen Zutaten eines erhöhten Aufwands bei der Zubereitung von Gerichten bedarf. Schließlich haben wir heutzutage wenig Zeit und sind eher zu gestresst, müde und vielleicht auch zu bequem, um lange in der Küche zu stehen. Erst recht, wenn uns die Unterfunktion der Schilddrüse zu schaffen macht. Es ist nicht abzustreiten, dass Gemüse schnippeln etwas Zeit in Anspruch nimmt. Trotzdem können Sie in 20 bis 30 Minuten ein leckeres Gericht auf den Teller zaubern. Und wenn es wirklich einmal schnell gehen muss, greifen Sie einfach auf Tiefkühlgemüse zurück. Kommt die Energie langsam zurück, wird die Lust auf gesunde Mahlzeiten immer größer. Versuchen Sie, Mahlzeiten möglichst im Voraus zu planen. Erstellen Sie sich einen Wochenplan. So müssen Sie sich nicht jeden Tag Gedanken machen, was auf den Tisch kommt. Bereiten Sie Ihr Essen so weit wie möglich vor. Kochen Sie einfach die doppelte Menge einer Mahlzeit und verwahren die Hälfte für den nächsten Tag oder frieren Sie zubereitete Portionen ein, so haben Sie immer etwas parat. Beilagen wie Reis, Kartoffeln oder Quinoa können Sie vorkochen und lassen sich wunderbar im Kühlschrank aufbewahren. Viele einfache Rezepte zur Umsetzung finden Sie auch in meinem Buch *Meine Hashimoto-Ernährung*.

Aber was bedeutet eigentlich gesunde Ernährung? Eine gesunde, vollwertige Ernährung besteht aus einer ausgewogenen Mischung aus Kohlenhydraten, Proteinen und Fetten. Wobei die Kohlenhydratquelle überwiegend aus Gemüse bestehen sollte. Gemüse liefert nicht nur ein Fülle an Nährstoffen, sondern auch eine wertvolle Portion Ballaststoffe – das ist Futter für unsere Darmbakterien. Ganz besonders freuen sich Ihre Darmbewohner über fermentiertes Gemüse wie Sauerkraut oder Kimchi. Verwenden Sie frische Kräuter und Gewürze, so schmeckt auch Gemüse wirklich lecker. Achten Sie beim Kauf von Nahrungsmitteln auf Herkunft und Qualität, möglichst biozertifiziert. Ganz besonders gilt dies für den Kauf von Fleisch, Fisch, Eiern und Milchprodukten. Trinken Sie viel Wasser, möglichst nicht aus Plastikflaschen, oder auch Tee.

Kohlenhydrate – die Energielieferanten

Kohlenhydrate sind in den letzten Jahren leicht in Verruf geraten. Dabei benötigen wir einen gesunden Anteil dieser Energielieferanten. Nicht nur unser Gehirn, die Leber und unsere Muskeln nutzen Glukose aus Kohlenhydraten als bevorzugte Energiequelle. Auch die Schilddrüse benötigt eine gewisse Menge an Glukose für eine optimale Funktion. Strenge Low-Carb-Diäten mit einem zusätzlichen, anhaltenden Kaloriendefizit können Hormondysbalancen auslösen und sogar den weiblichen Zyklus negativ beeinflussen, bis hin zum Ausbleiben der Periode.

Kohlenhydrate werden in einfache und komplexere Kohlenhydrate gruppiert. Sie bestehen aus verschiedenen Zuckermolekülen, wie Zucker, Stärke und Ballaststoffen. Je nachdem, um welche Kohlenhydratform es sich handelt, werden der Blutzuckeranstieg und die Insulinausschüttung unterschiedlich beeinflusst.

Einfache Kohlenhydrate lassen den Blutzuckerspiegel rasant ansteigen und verursachen eine hohe Ausschüttung von Insulin, um den Spiegel wieder zu senken. Sie enthalten wenig Nähr- und Ballaststoffe, werden deshalb schnell verdaut und gelangen so schnell ins Blut. Werden Sie aufgrund von Bewegungsmangel oder einer schlicht zu großen Portion nicht ausreichend verbrannt, schleust Insulin diese in die Fettzellen, wenn die Speicher in der Leber und den Muskeln voll sind.

Einfache Kohlenhydrate finden sich sowohl in natürlichen als auch in verarbeiteten Lebensmitteln. Zu den natürlichen Lieferanten gehören Honig, Ahornsirup, Dattelsirup oder auch Obst. Der in Obst befindliche Fruchtzucker gelangt durch die enthaltenen Ballaststoffe jedoch langsamer ins Blut. Sie sollten auf Obst nicht verzichten und zwei Portionen täglich genießen. Greifen Sie vorzugsweise auf zuckerärmere Obstsorten wie Beeren oder Zitrusfrüchte zurück. Es darf aber auch gern einmal eine Banane sein. Trinken Sie möglichst keine oder wenn, nur selbst zubereitete Fruchtsäfte. Hier fehlen die wertvollen Ballaststoffe. Vielleicht finden Sie alternativ Gefallen an grünen Smoothies.

Verarbeitete Lebensmittel haben häufig einen hohen Anteil einfacher Kohlenhydrate, meist in Form von zugesetztem Zucker. Hierzu gehören beispielsweise Weißmehlprodukte wie Toastbrot, Nudeln, Kekse, Kuchen oder auch Süßigkeiten.

Komplexe Kohlenhydrate bestehen aus mehreren Zuckermolekülen. Um diese aufzuspalten und zu verdauen, benötigt der Körper etwas länger. Dies bewirkt, dass der Blutzuckerspiegel nur langsam angehoben wird und so weniger Insulin ausgeschüttet werden muss. Wir fühlen uns angenehm satt und weniger schnell wieder hungrig.

Ballaststoffe sind eine Form von Kohlenhydraten, die sich positiv auf unsere Verdauung auswirken. Man unterscheidet hier zwischen löslichen und nicht löslichen Ballaststoffen. Lösliche Ballaststoffe binden viel Wasser. Durch ihre Quellfähigkeit nimmt das Stuhlvolumen zu, sodass der Darm sanft geputzt und gereinigt wird. Diese finden sich hauptsächlich in Obst und Gemüse oder auch Hafer. Hier freuen sich ganz besonders unsere nützlichen Darmbakterien, denen lösliche Ballaststoffe als Futter dienen. Nicht lösliche Ballaststoffe sind schwerer verdaulich und werden manchmal schlechter vertragen. Diese befinden sich hauptsächlich in Getreide und Hülsenfrüchten.

Allesamt sind äußerst hilfreich bei der Ausscheidung von Schadstoffen, Umweltgiften und überschüssigen Hormonen. Sie halten uns zudem lange satt und den Blutzuckerspiegel niedrig. Haben Sie bisher nur wenig Ballaststoffe zu sich genommen, steigern Sie die Menge nur langsam, damit sich Ihr Darm daran gewöhnen kann.

Gemüse sollte immer den größten Anteil als Kohlenhydratlieferant ausmachen und die Hälfte Ihres Tellers bedecken. Eine ordentliche Menge an Gemüse können Sie in einem grünen Smoothie verarbeiten. So liefert dieser Ihnen eine geballte Menge an Nährstoffen. Besonders empfehlenswert ist fermentiertes Gemüse wie Sauerkraut oder Kimchi. Hierin sind Probiotika enthalten, welche sich positiv auf Ihre Darmflora auswirken.

In Verbindung mit Hashimoto treten oftmals Verwertungsstörungen von Kohlenhydraten auf, da ein entzündeter Darm weniger Enzyme zum Kohlenhydratabbau bildet. Sie sollten sich also auf mäßig viele komplexe Kohlenhydrate konzentrieren und die »schnellen Kollegen« links liegen lassen. Komplexe Kohlenhydrate dürfen ¼ des Tellers in Anspruch nehmen.

Komplexe Kohlenhydrate finden sich in:

- Süßkartoffeln

- Vollkornreis
- Kartoffeln
- Buchweizen
- Quinoa
- Amaranth
- Hirse
- glutenfreien Haferflocken
- Hülsenfrüchten

Mengenbeispiel:
- 1 kleine Süßkartoffel oder
- 2 mittelgroße Kartoffeln oder
- 6 EL Buchweizen, Quinoa, Reis oder glutenfreie Haferflocken

Hier müssen Sie austesten, wie groß die Portion pro Mahlzeit sein darf. Sind Sie nach der Mahlzeit müde oder fühlen sich gleich wieder hungrig, waren es wahrscheinlich zu viele Kohlenhydrate.

Proteine – für einen leistungsfähigen Körper

Protein bzw. Eiweiß ist der wichtigste Makronährstoff und wird meist nur mit dem Wachstum unserer Muckis in Verbindung gebracht. Dabei benötigt jede einzelne Körperzelle Proteine, um richtig funktionieren zu können. Ein Proteinmolekül setzt sich aus verschiedenen Aminosäuren zusammen. Sie sind bedeutsam für die Instandhaltung und Reparatur von Zellen und unterstützen gleichzeitig wichtige Stoffwechselfunktionen. Kommt es zu Defiziten, können Hormone, Enzyme, Neurotransmitter und Antikörper nicht mehr ausreichend hergestellt werden. So kann beispielsweise auch die Schilddrüsenfunktion davon betroffen sein. Genauso kann der Körper bei einem Mangel an Protein beschädigte Zellen nicht mehr ausreichend reparieren. Deshalb haben wir mit Hashimoto einen erhöhten Bedarf an Protein bzw. Aminosäuren. Erst recht, wenn das Immunsystem noch sehr aktiv und die Schilddrüse entzündet ist. Diesen erhöhten Bedarf an Aminosäuren gilt es zu decken. Wichtig ist hier eine ausreichende Produktion von Magensäure, damit Eiweiß ausreichend aufgespalten und verdaut werden kann. Häufig liegt in Verbindung mit Hashimoto jedoch ein Magensäuremangel vor. Um die Produktion von Magensäure anzukurbeln, können Sie beispielsweise frischen Zitronensaft trinken oder Bitterstoffe zu sich nehmen. Gegebenenfalls hilft Ihnen die Einnahme von Betainen, das ist Magensäure in Kapselform.

Ein weiterer Aspekt für genügend Protein auf dem Teller ist die lang anhaltende Sättigung. So haben Sie weniger das Bedürfnis, zwischen den Mahlzeiten essen zu müssen und halten Ihren Blutzuckerspiegel stabil. Wussten Sie, dass wir neun der lebensnotwendigen, essenziellen Aminosäuren über die Nahrung aufnehmen müssen? Die restlichen Aminosäuren kann der Körper selbst herstellen.

Zu den essenziellen Aminosäuren gehören:
- Isoleucin
- Leucin

- Lysin
- Methionin
- Threonin
- Tryptophan
- Phenylalanin
- Valin
- Histidin

Ein vollständiges Aminosäureprofil findet sich in magerem Fleisch, Geflügel, Eiern und Fisch. Achten Sie hier unbedingt auf Herkunft und Qualität! Essen Sie lieber weniger tierische Produkte, dafür in wirklich guter Bio-Qualität. Verzichten Sie auf Produkte aus Massentierhaltung oder Überzüchtung sowie verarbeitete Fleischprodukte wie Wurstwaren. Diese können nicht nur Entzündungen in unserem Körper entfachen, sondern auch für Belastungen mit Antibiotika, Hormonen oder Schwermetallen sorgen.

Wieviel Protein sollte es sein? Vereinfacht können Sie auf Ihrem Teller ¼ für Fleisch, Geflügel, Fisch oder Ei reservieren. In Zahlen ausgedrückt sollten Sie mindestens ca. 1,2–1,5 g pro KG Körpergewicht zu sich nehmen. Bei zusätzlicher sportlicher Betätigung auch noch etwas mehr. Es lohnt sich also, einmal zu überprüfen, wieviel Eiweiß Sie täglich zu sich nehmen, um die Zufuhr entsprechend anzupassen.

Vegetarische und vegane Ernährung

Wenn Sie sich vegetarisch oder gar vegan ernähren, ist eine ausreichende Proteinzufuhr womöglich eine kleine Herausforderung. Reagieren Sie eventuell auf mehrere Nahrungsmittel wie Milchprodukte, Eier, Soja oder andere Hülsenfrüchte, sind Ihre Eiweißquellen bereits sehr eingeschränkt. Pflanzliche Nahrungsmittel enthalten oft nicht alle nötigen essenziellen Aminosäuren. Deshalb ist es wichtig, verschiedene Proteinquellen zu kombinieren, um möglichst ausreichend versorgt zu sein. Hier können Sie jedoch auch auf (veganes) Proteinpulver oder Aminosäuren in Kapselform zurückgreifen, wenn Sie sich unsicher sind oder nicht genügend über die Nahrung aufnehmen können.

Die Problematik von pflanzlichen Eiweißquellen, wie Soja oder andere Hülsenfrüchte, erfahren Sie im Kapitel »Die häufigsten Trigger« (Seite 34). Je nach individueller Verträglichkeit können Sie Protein aus folgenden vegetarischen und veganen Quellen nutzen:

Vegetarisch:
- Eier in Bio-Qualität
- Quark
- Joghurt
- Käse aus Kuh-, Schaf- oder Ziegenmilch

Vegan/vegetarisch:
- Quinoa
- Buchweizen
- Amaranth
- glutenfreier Hafer
- Wildreis

- Hülsenfrüchte wie Erbsen, Bohnen, Linsen
- Tempeh
- Natto
- Kofu (aus Kichererbsen)
- Nüsse
- Samen, besonders Hanf- und Chiasamen
- Brokkoli
- Champignons
- Avocado

Kombinationen für die optimale Aufnahme von pflanzlichen Proteinen sind z. B.:

- (Pseudo-)Getreide und Hülsenfrüchte: z. B. Reis mit Bohnen
- Hülsenfrüchte mit Nüssen/Samen: z. B. Kichererbsen mit Sesam
- Gemüse und (Pseudo-)Getreide: z. B. Brokkoli mit Quinoa

Die verschiedenen Kombinationen müssen nicht zwangsläufig innerhalb einer Mahlzeit verzehrt werden. Sie ergänzen sich auch bei Aufnahme im Laufe des Tages.

Fette – für einen funktionierenden Hormonhaushalt

Fett macht nicht gleich fett, denn wir benötigen Fette, um rundum gesund und fit zu bleiben. Die tägliche Zufuhr gesunder Fette ist besonders wichtig, um einen geregelten Hormon- und Energiehaushalt zu gewährleisten. Cholesterin ist der Grundbaustein für verschiedene Hormone wie Progesteron, Testosteron oder Östrogen. Zudem ist es ein Bestandteil für die Aufnahme der Vitamine A, D, E und K. Ein Mangel an essenziellen Fettsäuren begünstigt Entzündungen, Infekte, ein schlechtes Hautbild oder sogar eine eingeschränkte Hirnleistung. Wir benötigen Fettsäuren für unseren Darm, für das Immun- und Nervensystem sowie für das Herz-Kreislauf-System.

Besonders wertvoll für unsere Gesundheit sind sowohl einfach als auch mehrfach ungesättigte Fettsäuren. Zu ihnen gehören beispielsweise Omega-3- und Omega-6-Fettsäuren. Der Körper kann diese nicht selbst herstellen, sodass wir sie über die Nahrung aufnehmen müssen. Wichtig ist ein ausgewogenes Verhältnis dieser beiden Fettsäuren zueinander. Denn ein Zuviel an Omega-6-Fettsäuren kann Entzündungen begünstigen. Omega-3-Fettsäuren wirken entgegengesetzt, sodass ihr Anteil erhöht werden sollte. Omega-3-Fettsäuren sind besonders gesundheitsförderlich. Besonders zu erwähnen sind hier die langkettigen Omega-3-Fettsäuren DHA (Docosahexaensäure) und EPA (Eicosapentaensäure). Zu finden sind diese vor allem in fettem Seefisch. Aufgrund der zunehmenden Belastung von Fisch mit Mikroplastik, Schwermetallen und Antibiotika ist ein übermäßiger Verzehr jedoch zu überdenken. Achten Sie bei dem Kauf von Fisch auf seine Herkunft und bevorzugen Sie Wildfang. Wenn Sie sich ausreichend mit DHA und EPA versorgen möchten, bieten sich hier alternativ hochwertige Nahrungsergänzungsmittel aus kontrolliertem Anbau von Mikroalgen als wertvolle Quelle an.

Gute und gesundheitsförderliche Fette bieten:
- kalt gepresste Öle (z. B. Olivenöl)
- Avocado
- Nüsse (z. B. Walnüsse)
- Samen (z. B. Leinsamen, Chiasamen)
- Lachs, Hering, Sardellen oder Makrele

Unbedingt meiden sollten Sie Transfettsäuren. Diese entstehen durch die industrielle Härtung von Fetten oder zu hohem Erhitzen. Sie wirken in unserem Körper hochentzündlich und verstärken z. B. Gefäßentzündungen. Diese gehärteten Pflanzenfette finden sich vor allem in Produkten wie
- Margarine
- Chips
- Keksen
- Backwaren
- Wurstwaren
- frittiertem Essen
- veganen Ersatzprodukten
- hoch erhitzbaren Pflanzenölen (z. B. Maisöl, Distelöl, Sonnenblumenöl oder Rapsöl)

Wieviel gesunde Fette dürfen auf Ihren Teller? Sie sollten Ihren Körper ausreichend mit gesunden Fetten versorgen. Hierfür können Sie 1 g Fett pro KG Körpergewicht berechnen. Auf Ihrem Teller bedeutet dies pro Portion ca. ½ Avocado, 1 EL Öl, 5 Oliven, 2 EL Samen, 1 Handvoll Nüsse oder 1 EL Nussmus.

Die häufigsten Trigger

Bei Hashimoto kann der Körper auf Nahrungsbestandteile wie Lektine, Gluten oder Histamin besonders empfindlich reagieren.

Eine Autoimmunerkrankung entsteht, wie Sie bereits erfahren haben, unter anderem in unserem Darm. Ist die Darmschleimhaut nicht mehr intakt, gelangen Stoffe in unseren Körper, die dort eigentlich nicht hingehören. Unser Immunsystem gerät in Alarmbereitschaft und versucht, die klitzekleinen, unbekannten Nahrungsbestandteile zu eliminieren. Es gibt einige Nahrungsmittel, die die Darmschleimhaut direkt angreifen können, z. B. durch enthaltene Lektine. So können Nahrungsbestandteile durch die löchrige Darmwand schlüpfen und Unverträglichkeiten hervorrufen.

Zu den Nahrungsmitteln, auf die Hashimoto-Betroffene erfahrungsgemäß am häufigsten reagieren, gehören Gluten, Mais, Soja, Kuhmilch, Ei, Schweinefleisch und Zucker. Auch Kaffee und zu viel Histamin in der Nahrung können Ihnen Ärger bereiten.

Wie erkennen Sie ein unverträgliches Nahrungsmittel?

Vielleicht denken Sie, dass lediglich Magen-Darm-Beschwerden wie Bauchschmerzen, Blähungen oder Durchfall auf eine Nahrungsmittelunverträglichkeit hinweisen. Es gibt jedoch eine Reihe anderer, eher schwammiger Symptome, die man zunächst nicht mit dem Verzehr eines unverträglichen Lebensmittels in Verbindung bringt.

Stellen Sie häufiger folgende Symptome fest?

- verstopfte Nase, Schleim im Hals, Niesen, Husten, Asthma
- Heißhunger, Sodbrennen, Übelkeit
- Herzklopfen und Herzrhythmusstörungen
- Akne, Pickel, Juckreiz
- Gelenkschmerzen
- Kribbeln und Taubheitsgefühle
- Kopfschmerzen, Schwindel, Benommenheit
- Schlaflosigkeit, Erschöpfung, Müdigkeit
- Depressionen, Angstzustände

Dann könnte ein Nahrungsmittel der Auslöser sein.

Da die Symptome nach dem Verzehr häufig zeitverzögert auftreten, ist die genaue Identifikation des Übeltäters nicht immer sofort gegeben. Hierfür braucht es ein wenig Geduld und Beobachtungsgabe. Kreuzreaktionen erschweren zusätzlich die Detektivarbeit.

Reagieren Sie beispielsweise auf Gluten, so können Reaktionen auch bei Milchprodukten, Eiern, Schokolade, Soja, Hefe, Kaffee, Quinoa, Buchweizen, Tapioka, Mais, Reis, Hirse und Kartoffeln erfolgen. Dies sollten Sie bedenken, wenn Sie Gluten aus Ihrer Ernährung eliminieren und die zuvor aufgezählten Symptome sich nicht bessern.

So funktioniert eine Auslassdiät

Streichen Sie möglichst alle verdächtigen Lebensmittel für mindestens 4 Wochen von Ihrem Speiseplan. Um Ihrem Körper, genauer Ihrem Darm, genügend Zeit für die Regeneration zu geben, wäre ein längerer Zeitraum der Auslassdiät von ca. 3 Monaten zu empfehlen. Kann sich in dieser Zeit Ihr Darm erholen, ist es möglich, dass Sie bisher unverträgliche Nahrungsmittel wieder verzehren können. Führen Sie ausgeschlossene Nahrungsmittel immer einzeln und nacheinander wieder in Ihre Ernährung ein und erst dann, wenn es Ihnen gut geht, damit Sie auftretende Symptome zuordnen können.

Planen Sie zur Wiedereinführung pro Nahrungsmittel 7 Tage ein. Essen Sie zunächst nur eine kleine Menge des wiedereinzuführenden Nahrungsmittels und warten Sie auf die Reaktion Ihres Körpers. Steigern Sie die Portionsgröße und wiederholen dies für 3 Tage.

Schreiben Sie Beobachtungen auf und beachten Sie die vorherige Aufzählung von möglichen Symptomen, die auftreten können. Stellen Sie nach 3 bis 4 Tagen keinerlei Beschwerden fest, können Sie das Nahrungsmittel wieder häufiger verzehren. Reagieren Sie jedoch, auch mit nur einem einzigen Symptom, so sollten Sie den Übeltäter noch eine Weile meiden. Verursacht das Nahrungsmittel auch nach mehreren Einführungsversuchen Reaktionen, sollten Sie es besser dauerhaft meiden.

In den Einkaufs-Tabellen (Seite 66) haben Sie die Möglichkeit, in einer Spalte Ihre persönliche Reaktion auf das jeweilige Nahrungsmittel zu notieren.

Lektine in der Nahrung

Pflanzen nutzen zu Ihrem Schutz vor Fressfeinden Gifte, die sie selbst produzieren können. Mit dem Gift soll der Fressfeind, in dem Falle nicht nur Insekten oder Tiere, sondern auch wir, geschädigt und gelähmt werden. Zu diesen Giften gehören Lektine. Pflanzliche Lektine sind kohlenhydratbindende Proteine (Glykoproteine), um Schädlinge und Mikroorganismen abzuwehren und abzutöten. Glykoproteine sind äußerst bindungsfreudig und können Zellen zusammenballen, ohne diese zu verändern. Wegen dieser Eigenschaft werden sie auch Agglutinine genannt. Gelangen sie in unseren Körper, binden sie sich z.B. an Kohlenhydratstrukturen in der Schleimhaut unseres Darms oder den roten Blutkörperchen in unserem Blut.

Letztere verklumpen und der Nähr- und Sauerstofftransport wird behindert. Deshalb werden Lektine als Anti-Nährstoffe bezeichnet. Selbst haben sie keinen Nährwert, behindern aber die Aufnahme wichtiger Nährstoffe. Dort wo sie sich anheften, können sie heftige Abwehrreaktionen hervorrufen und Entzündungsreaktionen auslösen und befeuern.

Menschen mit Autoimmunerkrankungen wie Hashimoto reagieren häufig empfindlicher auf Lektine. Ist die Darmschleimhaut nicht mehr intakt und die Darmbarriere geschädigt, können Lektine weitere Veränderungen an der Darmwand hervorrufen. Gelangen sie durch den durchlässigen Darm unverdaut in unser Blut, binden sie sich an andere Gewebszellen und Antigene. Dies hat eine Immunreaktion zur Folge, sowohl gegen die Lektine selbst als auch gegen die Gewebe, an die sie sich gebunden haben.

Lektine können nicht vollständig verdaut werden. Sie halten sowohl unserer Magensäure als auch den Verdauungsenzymen im Darm stand. Jedoch können sie bei ordnungsgemäßer Zubereitung verringert werden. Die meisten Lektine sind nicht hitzebeständig. Werden sie ausreichend gekocht (z. B. im Schnellkochtopf), verändern sie ihre Struktur und werden unschädlich gemacht. Auch längeres Einweichen, Keimen oder Fermentieren vor dem Verzehr kann die Konzentration von Lektinen in Nahrungsmitteln senken. Sie sollten z. B. Hülsenfrüchte, Quinoa oder Reis immer gründlich waschen und lang genug einweichen. Sie müssen nicht auf lektinhaltige Nahrungsmittel verzichten. Auch hier gilt es zu beobachten und auszutesten, ob diese Symptome hervorrufen oder Ihnen gut bekommen.

Worin sind Lektine enthalten? Lektinen kann man kaum aus dem Weg gehen. Sie finden sich in vielen Nahrungsmitteln. Den größten Anteil haben vor allem Weizen sowie Hülsenfrüchte, ebenso Mais, Erdnüsse, Quinoa, Amaranth, Bananen und auch Milchprodukte.

In den Einkaufs-Tabellen (Seite 66) finden Sie eine entsprechende Kennzeichnung für den Lektingehalt der aufgeführten Nahrungsmittel.

Nachtschattengewächse

Auch in Nachtschattengewächsen finden sich Lektine, die sogenannten Hämagglutinine, und auch Alkaloide wie Solanin (verursacht die grünen Stellen in Kartoffeln). Alkaloide können Enzyme hemmen, die eine wichtige Rolle in Nervenzellen spielen. Als Folge können z.B. Gelenkschmerzen und -steifheit auftreten. Hämagglutinine sind nicht besonders hitzestabil, deshalb werden Nachtschattengewächse gekocht viel verträglicher. Essen Sie sie also möglichst nicht roh und schälen und entkernen Sie auch Tomaten, Auberginen und Paprika.

Zu den Nachtschattengewächsen gehören:
- Kartoffeln
- Tomaten
- Auberginen

- Paprika
- Chili
- Pfeffer (außer schwarzer)
- Goji-Beeren

Soja

Bei einer vegetarischen oder veganen Ernährungsweise ist Soja recht beliebt. Weil es einen hohen Eiweißanteil aufweist, wird es häufig verzehrt. Unter den Hülsenfrüchten ist Soja für uns Hashimoto-Betroffene aufgrund des hohen Lektingehalts am problematischsten. Zudem werden für die Herstellung von Sojaprodukten, wie z.B. veganem Fleischersatz, neben Hitze auch viele chemische Zusatzstoffe benötigt, sodass wir auch aus diesem Grund zugunsten unserer Gesundheit lieber verzichten sollten. Zusätzlich können vegane Ersatzprodukte, um eine bessere Konsistenz zu erhalten, glutenhaltige Zusätze wie Weizenmehl oder Weizenstärke enthalten.

Soja enthält nicht nur einen hohen Anteil an Anti-Nährstoffen wie Lektine und Phytinsäure, sondern auch verhältnismäßig viele Omega-6-Fettsäuren, welche stark entzündungsfördernd wirken können. Phytinsäure bindet wichtige Nährstoffe wie Magnesium, Kalzium, Zink und Eisen. Gleichzeitig blockieren Proteasehemmer die Spaltung von Proteinen und erschweren somit die Verdauung.

Wenn Sie auf Soja nicht komplett verzichten möchten, greifen Sie gelegentlich auf fermentierte Sojaprodukte wie z. B. Tempeh, Natto oder Miso zurück. (Achten Sie bei Miso aber auf die Inhaltsstoffe. Häufig wird Gerste verwendet und somit ist Miso nicht glutenfrei.) Die Fermentierung bewirkt die Herabsetzung der Proteasehemmer und Anti-Nährstoffe, sodass das Sojaprodukt insgesamt verträglicher wird und zu weniger Darmbeschwerden führt.

Gluten: Worin ist es enthalten? Wie identifiziere ich es?

Sicher kennen Sie die Diskussion rund um das Thema Gluten. Ist es wirklich so »böse«, wie häufig beschrieben? Erfahrungsgemäß bereitet Gluten tatsächlich vielen Hashimoto-Betroffenen Probleme. Bei ihnen liegt eine Glutenunverträglichkeit bzw. Glutensensitivität oder sogar eine Zöliakie, eine weitere Autoimmunerkrankung, vor.

Bei Gluten, das auch als Klebereiweiß bezeichnet wird, handelt es sich um ein Proteingemisch aus Gliadin (ein Lektin) und Glutenin. Gluten befindet sich im Samen vieler Getreidesorten wie Weizen, Roggen oder Dinkel. Die Verbindung von Gliadin und Glutenin ist besonders stabil und standhaft. Sie kann von unserem Körper kaum aufgespalten werden. Diese bei der Verdauung übrig bleibenden Teilstücke aktivieren die Ausschüttung von Zonulin. Zonulin ist für den Schließmechanismus der Tight Junctions zuständig. Ein dauerhaft erhöhter Zonulinspiegel führt zu mangelhaft geschlossenen Tight Junctions. Ist die Darmflora nicht im Gleichgewicht, werden die eigentlich straffen Verbindungen lockerer und durchlässiger. Die Bestandteile von Gluten, die durch eine löchrige Darmbarriere ins Blut gelangen, irritieren unser Immunsystem. Gluten besitzt ähnliche Eiweißstrukturen wie unser Schilddrüsengewebe, was dazu führt, dass nicht nur Gluten, sondern auch fälschlicherweise die Schilddrüse von unserer Körperpolizei attackiert wird. Die Schilddrüse entzündet sich und wird langsam zerstört. In dieser Situation macht es immer Sinn, glutenhaltige Nahrungsmittel zunächst zu meiden. Wenn der Darm wieder vollkommen intakt ist, können manche Betroffene wieder kleine Mengen Getreide konsumieren. Möglich ist jedoch auch, dass ein lebenslanger Verzicht nötig ist. Bei Zöliakie ist dies zwingend notwendig. Kleinste Krümel Gluten können heftige Reaktionen hervorrufen. Eine penible Küchen-Hygiene ist hier erforderlich, um Kontaminationen zu vermeiden.

Wie erkennen Sie glutenhaltige Lebensmittel?

Achten Sie unbedingt auf die Zutatenliste eines Produktes. Allergene wie Gluten müssen gekennzeichnet werden. Manchmal sind sie zur besseren Erkennung sogar fett oder kursiv gedruckt. Beispiel: *Gersten*malzextrakt, Hefeextrakt (enthält Gerste). Gelegentlich findet sich Gluten in Lebensmitteln, in denen Sie es vielleicht nicht vermuten (siehe Einkaufs-Tabellen Seite 66). Schauen Sie deshalb immer genau hin.

Finden Sie die Angabe »kann Spuren von Gluten enthalten«, dient dies zunächst der rechtlichen Absicherung des Herstellers. Im Grunde ist das Produkt glutenfrei, wenn die Zutatenliste keinen Hinweis enthält. Es kann jedoch nicht gänzlich ausgeschlossen werden, dass es bei der Verarbeitung oder Verpackung mit Gluten kontaminiert wurde. Dies wäre beispielsweise möglich, wenn zuvor ein glutenhaltiges Produkt verarbeitet wurde und im Anschluss, bei nicht akkurater Säuberung der Maschine, Spuren in oder an das glutenfreie Produkt gelangen.

Worin ist sicher Gluten enthalten?

- Weizen, Weizeneiweiß, Weizenkleber
- Seitan
- Roggen
- Gerste, Gerstenmalz
- Dinkel
- Grünkern
- Kamut
- Einkorn
- Emmer
- Couscous
- Bulgur
- Bier und Malzgetränke
- Getreidekaffee
- Gerstenmalzextrakt
- Backferment
- Bierhefe

Ein glutenfreies Produkt können Sie an dem offiziellen Symbol, der durchgestrichenen Ähre, erkennen. Dieses Symbol ist eine freiwillige Angabe des Herstellers, die eine zusätzliche Garantie für die Glutenfreiheit des Lebensmittels liefert. Wenn Sie glutenfreie Ersatzprodukte wie Mehl, Brot oder Nudeln verwenden möchten, schauen Sie auch hier auf die Zusammensetzung der Produkte. Meist enthalten diese eher ungünstige Zutaten wie z. B. Mais und etliche Zusatzstoffe. Ich empfehle, Ersatzprodukte gar nicht oder wirklich nur gelegentlich zu verzehren.

Worin kann sich Gluten verstecken?

Lebensmittelgruppe	**Beispiele**
Getreide	kontaminierter Hafer
Gemüse	Tiefkühlgemüse mariniertes Gemüse
tierische Produkte	Wurst- und Fleischwaren Rührei, Omelette Fischstäbchen
vegane Produkte	Fleischersatz Käseersatz
Milchprodukte	Milchreis Pudding Fruchtjoghurt Schmelzkäse Frischkäsezubereitung Backkäse

Lebensmittelgruppe	Beispiele
Fertigprodukte	Pommes frites Kartoffelpüreepulver Knödel Suppen Fix-Produkte Fertiggerichte, allgemein chinesisches Essen
Süßigkeiten	Eis Nuss-Nougat-Creme Schokolade Pralinen Marzipan Fruchtgummi Bonbons Kaugummi Chips und Flips gewürzte Nüsse
Würzmittel	Ketchup Senf Mayonnaise Fertigsoßen Salatdressing Essig Sojasoße Gewürzzubereitungen Gemüsebrühe
Sonstiges	Backpulver Hefeextrakt Bindemittel Stabilisatoren Farbstoffe Stärke
Getränke	Milchshakes Kakao aromatisierter Tee

Milchprodukte

Glutensensitive Menschen reagieren häufig auch auf das in Kuhmilch enthaltene Alpha-1-Casein von buntgefleckten Kühen, deren Milch zu einem Großteil für die konventionelle Milchproduktion verwendet wird. Alpha-1-Casein ähnelt in einem Teil der Struktur der von Gluten, sodass bei einer Unverträglichkeit gegenüber Gluten auch Reaktionen beim Verzehr von herkömmlicher Milch auftreten können. Hier besteht die Möglichkeit, auf Milchprodukte von Ziege oder Schaf auszuweichen, gegebenenfalls auch auf die Milch von roten bzw. braunen Kühen. Diese Milch enthält Alpha-2-Casein, welches meist besser verträglich ist.

Zudem sollten Sie bedenken, dass Milch aus konventioneller Landwirtschaft einen erheblich höheren Östrogengehalt enthalten kann, da die Kühe nach der Kalbung direkt wieder gedeckt werden. Der hohe Anteil an Östrogen in der Milch kann zu einer Östrogendominanz führen. Wenn Sie auf Milchprodukte nicht verzichten wollen, greifen Sie auf fermentierte, unpasteurisierte Bio-Produkte zurück.

Zucker: Wo versteckt er sich?

Industriezucker begünstigt eine Reihe der heutigen Zivilisationskrankheiten. Das ist uns längst bekannt. Und dennoch findet man ihn in unzähligen Produkten. Zucker konserviert Lebensmittel und verlängert die Haltbarkeit, zudem wirkt er als Geschmacksverstärker. Man findet Zucker in Kuchen, Keksen, Schokolade, Softdrinks, Kakao, Fruchtjoghurt, Ketchup, fertigen Saucen, Wurstwaren, Konserven, Tiefkühlprodukten, Fertiggerichten und sogar in Babynahrung.

Stetige Zuckerzufuhr verursacht ungünstige Blutzuckerspitzen, sodass der Körper immer wieder mit Insulin gegenwirken muss. Das stresst nicht nur Ihre Bauchspeicheldrüse, sondern auch die Nebennieren werden gefordert. Im Darm zerstört Zucker die Darmflora, führt zu einer Dysbiose und fördert somit das Wachstum von Pilzen. Diese kann zu Entzündungen, Insulinresistenz bis hin zu Diabetes Typ 2, Hormondysbalancen und im schlimmsten Falle zu Schlaganfall und Herzinfarkt führen.

Verbannen Sie raffinierten Zucker aus Ihrer Ernährung und steigen Sie lieber auf gesündere Alternativen um. Süßen Sie mit Datteln, Honig, Ahornsirup oder auch Erythrit. Aber auch hier gilt – alles in Maßen! Denn auch »natürlicher Zucker« bleibt Zucker.

Kaufen Sie ein industriell hergestelltes Produkt, schauen Sie sich die Zutatenliste genau an. Je weiter oben Zucker aufgeführt ist, desto mehr ist im Produkt enthalten. Nun versteckt sich Zucker in der Zutatenliste gern unter anderen Namen. So findet sich beispielsweise auch in einer vermeintlich gesunden Packung Tiefkühlgemüse zugesetzter Zucker. Im folgenden Kasten kommen Sie verstecktem Zucker auf die Spur. Werden Sie zum Detektiv, schauen Sie einmal Ihre Vorräte durch – Sie werden erstaunt sein.

Versteckter Zucker: Wohinter verbirgt er sich?

- Apfelsüße
- Dextrose
- Dicksaft
- Fruchtsüße
- Fruktose-Glukose-Sirup
- Gerstenmalz/-extrakt
- Glukose/-sirup
- Karamellsirup
- Laktose
- Maissirup
- Magermilchpulver
- Maltodextrin
- Maltose
- Malzextrakt
- Melasse
- Molkenerzeugnis
- Saccharose
- Süßmolkenpulver
- Traubensüße

Den Blutzucker stabilisieren – warum es so wichtig ist

Was Zucker in Ihrem Körper anstellen kann, haben Sie bereits grob beschrieben im vorherigen Abschnitt erfahren. Warum also ist ein konstanter Blutzuckerspiegel so wichtig für uns?

Wenn wir Nahrung zu uns nehmen, wird diese unter anderem in Glukose zerlegt. Denn viele unserer Zellen und Organe benötigen Glukose, wie beispielsweise unsere Muskeln oder das Gehirn. Die Glukose gelangt zunächst ins Blut und lässt den Blutzuckerspiegel ansteigen. Je nach Nahrungsquelle unterschiedlich schnell und hoch. Insulin hat die alleinige Aufgabe, unseren Blutzucker zu senken. Je höher dieser ist, desto mehr Insulin wird benötigt. Es schleust als Türöffner die Glukose im Blut in die Körperzellen, wo sie benötigt wird. Dadurch wird der Blutzuckerspiegel wieder gesenkt. Essen wir zu viel und verbrauchen diese überschüssige Energie nicht, wird Glukose in unserem Muskelgewebe und unserer Leber gespeichert. Sind diese Speicher voll und werden durch Bewegung nicht geleert, hat Insulin die Aufgabe, überschüssige Glukose, die noch im Blut herumschwirrt, in den Fettzellen zu speichern. Wir legen an Gewicht zu.

Nehmen Sie viele Lebensmittel zu sich, die einfache Kohlenhydrate enthalten, wie Weißbrot, Nudeln, Süßigkeiten oder Softdrinks, steigt Ihr Blutzuckerspiegel stetig steil an, um durch den hohen Insulinausstoß schnell wieder abzustürzen. An diesem Punkt verspüren Sie Heißhunger, greifen erneut zu schnell verfügbaren Kohlenhydraten und der Kreislauf beginnt von vorn. Die Bauchspeicheldrüse muss immer mehr Insulin produzieren, um den Blutzuckerspiegel noch senken zu können. Ist auf Dauer zu viel Insulin vorhanden, schützen sich die Zellen, indem die Türen verschlossen bleiben. Die Zellen werden insulinresistent. Der Vorgang ist eigentlich viel komplexer und nur vereinfacht erklärt. Eine insulinresistente Zelle kann nicht mehr ausreichend mit Energie versorgt werden. Sie gibt das Kommando, mehr Nachschub an Nahrung zu ordern, obwohl noch genügend Glukose im Blut vorhanden ist. Anfangs kann der Blutzucker noch ausreichend gesenkt werden und die Insulinresistenz bleibt unentdeckt. Werden die Zellen jedoch immer resistenter, bleibt der Blutzuckerspiegel konstant hoch, Typ-2-Diabetes entsteht.

Ein zu hoher Insulinspiegel wirkt sich aber nicht nur auf unser Körpergewicht aus, sondern auch auf eine Reihe weiterer Hormone wie Kortisol, Östrogen, Testosteron und die Schilddrüsenhormone. Dies kann beispielsweise auch für die Fruchtbarkeit von großer Bedeutung sein. Hashimoto-Betroffene neigen durch die Schilddrüsenunterfunktion zu Insulinresistenz und Verwertungsstörungen von Kohlenhydraten. Eine Schilddrüsenunterfunktion kann z. B. zu einer Insulinresistenz des Gehirns und der Muskeln führen.

Unsere Ernährung hat nicht nur Einfluss auf den Insulinspiegel, sondern auch weitere Faktoren wie genetische Veranlagung, Stress, Schlaf- und Bewegungsmangel, Medikamente wie die Pille und Entzündungs- oder Alterungsprozesse. Es muss also nicht zwangsläufig nur ein Überangebot schlechter Nahrung und Übergewicht vorhanden sein, um eine Insulinresistenz auszulösen. Auch schlanke Menschen können betroffen sein.

Picken wir uns als Beispiel den Faktor »Stress« heraus: Stress veranlasst unseren Körper, in den Überlebensmodus zu schalten. Um genügend Energie für die »Gefahrensituation« parat zu haben, schüttet die Nebenniere Stresshormone wie Kortisol aus, um Energie aus den Reserven der Muskeln und der Leber zur Verfügung zu stellen. Der Blutzuckerspiegel steigt. So haben wir genügend Kraft und Power, der Gefahr entgegenzutreten oder schnell zu entfliehen. Aber auch bei einem zu starken Absinken des Blutzuckerspiegels kommen die Nebennieren ins Spiel. Hier wird ebenfalls Kortisol ausgeschüttet, um den Blutzucker wieder anzuheben. Deswegen ist es so wichtig, den Blutzuckerspiegel auch über die Ernährung möglichst konstant zu halten. Was chronischer Stress hier bewirkt, können Sie sich sicher ausmalen. Dauerhaft erhöhtes Kortisol stresst die Nebenniere enorm und führt neben Entzündungen und hormonellen Dysbalancen zu einem erhöhten Blutzucker- und Insulinspiegel.

Woran erkennen Sie eine Insulinresistenz?

Folgende Symptome können auf Insulinresistenz hinweisen:

- Müdigkeit nach dem Essen, vor allem nach einer kohlenhydratreichen Mahlzeit
- Heißhunger nach einer Mahlzeit, vor allem auf Süßes
- Antriebslosigkeit
- Erschöpfung
- Konzentrationsprobleme
- Kopfschmerzen/Migräne

- Gelenkschmerzen
- Probleme, Gewicht abzunehmen
- Unterzuckerungsreaktionen (Unruhe, Zittern, Angstzustände)
- dunkle Verfärbungen der Haut

Folgeerkrankungen können sein:
- Diabetes Typ 2
- Autoimmunerkrankungen wie Hashimoto
- polyzystisches Ovarialsyndrom (PCO-Syndrom)
- metabolisches Syndrom
- Depression
- Alzheimer
- Krebs

Eine Insulinresistenz kann anhand des Nüchterninsulins festgestellt werden. Dazu dient auch die Berechnung eines entsprechenden Insulinresistenz-Index (HOMA-Index). Möglich ist auch die Durchführung eines erweiterten oralen Glukosetoleranztests (oGTT). Fragen Sie Ihren Arzt, falls Sie den Verdacht haben, dass bei Ihnen eine Insulinresistenz vorliegen könnte.

Was können Sie tun?

- Vermeiden und reduzieren Sie Stress.
- Bewegen Sie sich, gehen Sie täglich spazieren und suchen Sie sich eine Sportart, die Ihnen Freude bereitet. Krafttraining ist besonders gut geeignet.
- Schlafen Sie ausreichend.
- Passen Sie Ihre Ernährung an. Hierfür eignet sich insbesondere die Berücksichtigung der Glykämi-

schen Last (GL). Diese berücksichtigt neben der Qualität der Kohlenhydrate auch die verzehrte Menge. Der Glykämische Index (GI) hingegen bezieht sich immer auf 50 g Kohlenhydrate eines Lebensmittels im Vergleich zum Blutzuckeranstieg nach Aufnahme von 50 g Glukose.

Die Glykämische Last (GL) wird wie folgt klassifiziert

- niedrige GL: bis 10
- mittlere GL: 11–19
- hohe GL: über 20

In den Einkaufs-Tabellen (Seite 66) ist die Wirkung des Nahrungsmittels auf den Blutzucker- und Insulinspiegel unter Berücksichtigung der Glykämischen Last angegeben.

Die GL aller am Tag verzehrten Nahrungsmittel kann addiert werden. Liegt die Summe unter 80 pro Tag, gilt die GL als niedrig. Übersteigt die Summe 120 pro Tag, liegt eine hohe GL vor. In den Tabellen sind die einzelnen Werte der Nahrungsmittel nicht angegeben. Richten Sie sich der Einfachheit halber nach den Farben. Sie müssen nicht zwangsläufig nur grün markierte Nahrungsmittel zu sich nehmen. Hier kommt es auf die Kombination an. Im Prinzip können Sie sich an die bereits genannten Tellerregeln halten.

Die Hälfte sollte mit Gemüse bedeckt sein, die restliche Hälfte darf jeweils zu ¼ eine Eiweißkomponente und einen Kohlenhydratanteil enthalten, dazu eine Portion gesunde Fette.

Goldene Regeln, um Blutzuckerspitzen zu vermeiden

- Sie müssen auf komplexe Kohlenhydrate nicht verzichten. Essen Sie diese immer zusammen mit einer Portion Eiweiß und Fett. So steigt der Blutzuckerspiegel nur mäßig an.
- Wenn Sie ein in den Einkaufs-Tabellen (Seite 66) rot markiertes Nahrungsmittel (BZ-aktiv-Spalte) essen möchten, dann sollte die Portion eher kleiner und gut kombiniert sein. Essen Sie statt drei Kartoffeln nur eine oder anstatt 6 EL Quinoa nur 2 EL und eher am Ende der Mahlzeit.
- Verzehren Sie Stärke- und Zuckerhaltiges nie mit Fett allein. Das ist eine verheerende Kombination.
- Vermeiden Sie raffinierten Zucker und verarbeitete Lebensmittel.
- Wenn Sie etwas naschen möchten, dann direkt im Anschluss an eine Hauptmahlzeit.
- Kochen Sie »al dente« und pürieren Sie Nahrungsmittel wie Kartoffeln möglichst nicht.
- Meiden Sie gepuffte (Pseudo-)Getreide.
- Verzichten Sie auf Trockenobst.
- Trinken Sie ausreichend.
- Essen Sie möglichst drei Mahlzeiten am Tag.

Richtig einkaufen, unterwegs essen

Bleiben Sie bei Ihrer Ernährungsumstellung oder durch Unverträglichkeiten eingeschränkten Ernährung gelassen, auch beim Auswärtsessen.

Je entspannter Sie mit Ihrer Ernährungsumstellung umgehen, desto selbstverständlicher wird sie von Ihrem Umfeld akzeptiert. Sie werden sicher das eine oder andere Mal trotzdem auf Unverständnis treffen. Informieren Sie bei einer Essenseinladung Ihren Gastgeber über bestehende Unverträglichkeiten, so kann er gegebenenfalls auf Ihre Wünsche eingehen. Ist dies nicht möglich und wissen Sie bei Einladungen nicht, welche Speisen serviert werden, essen Sie schon vorher zu Hause und nehmen Sie sich einfach eine Kleinigkeit mit.

Gute Freunde werden als Gastgeber versuchen, etwas Geeignetes für Sie zu finden. Bieten Sie der Einfachheit halber an, etwas mitzubringen, so entlasten Sie Ihre Lieben und haben die Auswahl selbst in der Hand.

Essen Sie auf keinen Fall etwas Unverträgliches, um anderen einen Gefallen zu tun. Lassen Sie sich von Aussagen, wie »Mach doch mal eine kleine Ausnahme« oder »Das bisschen Brot wird schon nicht schaden« nicht beirren. Bleiben Sie stark und konsequent, denn mit den Symptomen müssen Sie im Anschluss allein zurechtkommen. Zudem kann die Ausnahme Sie um Monate zurückwerfen. Ist Ihr Immunsystem erst einmal aktiviert, benötigt es eine Weile, um sich wieder zu beruhigen und herunterzufahren.

Tipps für den Restaurantbesuch

Wenn Sie wissen, in welches Restaurant es geht, studieren Sie schon vorher zu Hause in Ruhe die Speisekarte. Allergene wie Gluten, Milch, Fisch, Krebstiere, Weichtiere, Sellerie, Schalenfrüchte, Erdnüsse, Lupinen, Soja, Eier, Senf und Sesam, Schwefeldioxide und Sulfite müssen gekennzeichnet werden.

Lassen Sie sich vor der Bestellung die Allergenkarte aushändigen, sollten keine Angaben in der Speisekarte vorhanden sein, oder bitten Sie den Kellner freundlich um Auskunft bezüglich der Inhaltsstoffe. Erwähnen Sie ruhig, dass Sie auf gewisse Lebensmittel »allergisch« reagieren. Bisher wurde mir persönlich immer Verständnis und Hilfsbereitschaft entgegengebracht. Scheuen Sie sich nicht, Gerichte umzubestellen. Tauschen Sie unverträgliche Anteile gegen verträgliche aus oder bestellen Sie diese ab. In der Regel sollte dies kein Problem darstellen.

Hier sollten Sie vorsichtig sein: Soßen, Mariniertes, Paniertes, Frittiertes (auch das Fett der Fritteuse kann z. B. mit Gluten kontaminiert sein).

Snacks to go

Um unterwegs nicht beim nächsten Bäcker halt zu machen und in die Gluten- und Zuckerfalle zu tappen, sollten Sie immer einen kleinen Snack in der Tasche haben. Falls Sie längere Zeit ohne eine vollständige Mahlzeit auskommen müssen, geraten Sie nicht in Versuchung, etwas Unverträgliches zu essen, wenn der kleine Hunger sich anmeldet.

Als Snack eignen sich z. B.:

- vorbereitete Speisen (Meal Prep) wie z. B. Salate oder Bowls, ein belegtes Saatenbrot
- Gemüsesticks aus Gurke, Möhre, Kohlrabi
- Cherrytomaten
- grüne Smoothies (möglichst selbst hergestellt ohne Zuckerzusatz)
- Oliven
- Hummus
- Nüsse
- Kokoschips
- gekochte Eier
- Dattelriegel/-bällchen
- Müsli- oder Nussriegel (ohne Zuckerzusatz)
- Obst
- Käse

Wenn es schnell gehen muss

Wenn Sie in Zeitnot sind und Ihre Mahlzeiten nicht vorbereiten konnten, dürfen Sie auch einmal auf Fertigprodukte zurückgreifen. Gemüsezubereitungen und Beerenobst können Sie immer auch tiefgekühlt einkaufen. Mittlerweile gibt es eine Reihe von gesunden Produkten in guter Qualität mit Zutatenlisten ohne bedenkliche Inhaltsstoffe.

Einige Beispiele: Knochenbrühe von Bonebrox, Sauerkraut oder Kimchi von Fairment, Kuchen oder Mahlzeiten im Glas von Paulikocht, Paniermehl aus Gemüse von Veggiecrumbz, Aufstriche von Alnatura und vieles mehr. Saatenbrotmischungen ohne Mehl zum Selberbacken erhalten Sie sogar in Drogeriemärkten oder in gängigen Discountern.

Studieren Sie unbedingt die Zutatenliste von Fertigprodukten, auch wenn es anfangs etwas länger dauert, bis Sie ein geeignetes Produkt gefunden haben. Es sollte möglichst keinen zugesetzten Zucker und unerwünschte Zusatz- und Konservierungsstoffe enthalten.

Konservierungsstoffe dienen der Haltbarkeit von Lebensmitteln, indem sie Mikroorganismen wie Bakterien in ihrem Wachstum hemmen und das Produkt somit vor dem Verderb schützen. Sie wirken also antibakteriell. Diese Wirkung setzt sich auch in unserem Darm fort, wenn wir das entsprechende Produkt verzehren und verdauen. Auf Dauer nehmen so auch unsere nützlichen Darmbakterien Schaden. Aromen,

Farbstoffe und Verdickungsmittel können allergische Reaktionen hervorrufen.

Diese Zusatzstoffe sollten besser nicht in der Zutatenliste stehen:

- Sulfite, Schwefeldioxid (E220)
- Kaliumnitrit
- Natriumnitrit
- Benzoesäure (E210)
- Benzoate
- Sorbinsäure (E200)
- Polysorbat 80
- Carrageen (E407)
- Titandioxid (E171)
- Tartrazin (E102)
- Chinolingelb (E104)
- Rote Farbstoffe (E122, E123, E124, E127, E129)
- Zuckerkulör (E150)
- Glutamat (E620–E625)

Je kürzer die Zutatenliste, desto besser. Produkte mit Inhaltsstoffen, die Sie nicht kennen oder aussprechen können, lassen Sie besser direkt im Regal stehen. In Biomärkten wird man meist häufiger fündig und alternativ bietet das Internet viele Angebote.

Richtig einkaufen

Gesunde und frische Nahrungsmittel müssen Sie nicht ausschließlich in Biomärkten oder Reformhäusern einkaufen. Auch der Supermarkt um die Ecke bietet ein reichhaltiges Sortiment an frischen (Bio-) Produkten. Greifen Sie hier gern auch auf regionale Nahrungsmittel der Saison zurück. Richten Sie sich nach dem angefügten Saisonkalender (Seite 114).

Obst und Gemüse

Saisonales Obst und Gemüse wird zum natürlichen Reifezeitpunkt geerntet und hat daher den höchsten Gehalt an sekundären Pflanzenstoffen und Vitaminen. Riechen, fühlen und schauen Sie genau hin. Denn was frisch ist, sieht auch frisch aus. Frisches Obst und Gemüse haben einen aromatischen Duft und Geschmack und eine intensive Farbe. Sieht beispielsweise der Anschnitt von Spargel oder Pilzen braun und vertrocknet aus, ist das Gemüse bereits einige Tage alt und hat schon wichtige Nährstoffe verloren. Frische Äpfel erkennen Sie an einer knackigen Schale und Kohlrabi- oder Grünkohlblätter fühlen sich fest an.

Obst und Gemüse aus konventioneller Landwirtschaft können Sie mit einem Natronbad von Schadstoffen befreien. Es gibt jedoch einige Obst- und Gemüsesorten, die sehr stark mit Pestiziden belastet sind, den sogenannten »Dirty Dozen«. Diese sollten Sie möglichst immer in Bio-Qualität kaufen.

Zu diesen gehören:

- Erdbeeren
- Äpfel
- Nektarinen
- Pfirsiche

- Sellerie
- rote und weiße Trauben
- Kirschen
- Spinat
- Tomaten
- Paprika
- Gurken
- Grünkohl

Fleisch

Kaufen Sie Fleisch nur in guter Bio-Qualität und achten Sie auf die Herkunft. Frisches Fleisch sollte neutral riechen, fest sein und nicht nässen, keine schmierige Oberfläche oder Druckstellen haben. Schauen Sie auf die Farbe: Rindfleisch ist dunkelrot, Lamm hellrot bis rot, Schweinefleisch rosa, Geflügel hellrosa.

Rezept für das Natronbad

- 1 ausreichend große Schüssel
- 1 TL Natron pro 1 Liter lauwarmem Wasser

Wasser in die Schüssel gießen. Das Natron entsprechend der Wassermenge zufügen und verrühren, bis es sich aufgelöst hat. Gemüse oder Obst für 15 Minuten in das Bad geben. Anschließend herausfischen, kurz unter fließendem Wasser abspülen und mit einem Tuch trocknen. Das Natronbad können Sie für mehrere Durchgänge verwenden.

Fisch

Frischer Fisch hat glänzende, rote Kiemen und die Fischhaut ist von einem klaren Schleim umgeben. Er sollte fest sein und nach Druck wieder in die ursprüngliche Form zurückfinden. Er sollte nicht stinken, sondern angenehm nach Meer riechen, die Augen sollten klar sein, glänzen und nicht ausgetrocknet wirken. Kaufen Sie Wildfang oder achten Sie auf Aufzucht und Herkunft, insbesondere bei Tiefkühlware. Schauen Sie auf Bio-, MSC-, ASC- oder Naturland-Siegel.

Tiefkühlkost

Achten Sie beim Kauf von Tiefkühlkost auf die Stapelgrenze. Diese Markierung in der Tiefkühltruhe gibt an, bis zu welcher Höhe diese befüllt werden darf. Liegen Produkte oberhalb dieser Grenze, können diese angetaut und verdorben sein. Verwenden Sie für den Transport Isoliertaschen, damit die Lebensmittel nicht auftauen.

Verpackung

Werfen Sie auch ein Auge auf die Verpackung von Lebensmitteln. Mikroplastik und Weichmacher, dazu gehören z. B. BPA und Phtalate, aus Flaschen, Umverpackungen oder Frischhaltefolie belasten unseren Körper zusätzlich. Diese Stoffe können sich aus der Verpackung lösen und so in das Lebensmittel übergehen. Sie reichern sich in unserem Körper an, belasten enorm die Leber und können für hormonelles Chaos sorgen. Kaufen Sie frische Lebensmittel möglichst unverpackt und Getränke vorzugsweise in Glasflaschen. Darüber freut sich ganz besonders die Umwelt.

Organisation

Erstellen Sie einen Wochenplan, auch wenn es zunächst mühevoll erscheint. Sie werden unterhalb der Woche feststellen, dass es stressfreier ist, sich keinerlei Gedanken machen zu müssen, was täglich auf den Tisch kommt. Notieren Sie sich auch einen Snack pro Tag, um dem kleinen Hunger zu entkommen. So geraten Sie auch nicht in Versuchung, auf die Schnelle etwas Unverträgliches oder gar den nächsten Schokoriegel zu verputzen.

Notieren Sie sich alle nötigen Zutaten des Wochenplans auf einem Einkaufszettel. Teilen Sie den Kauf von frischen Zutaten auf, damit Sie immer alles rechtzeitig und frisch parat haben. Gegebenenfalls reicht sogar nur ein großer Wocheneinkauf aus. Überlegen Sie, welche Nahrungsmittel Sie zunächst meiden möchten und notieren Sie sich eventuelle Alternativen. Gehen Sie möglichst nicht hungrig einkaufen. Mit knurrendem Magen schleichen sich manchmal Lebensmittel in unseren Einkaufswagen, die wir eigentlich gar nicht kaufen wollen. Legen Sie sich einen Vorrat an gesunden Lebensmitteln an, wie Vollkornreis, Quinoa, Mandelmehl, Kokosmehl, Rohkakao, Tiefkühlgemüse und -obst, Nüsse, Leinsamen, etc.

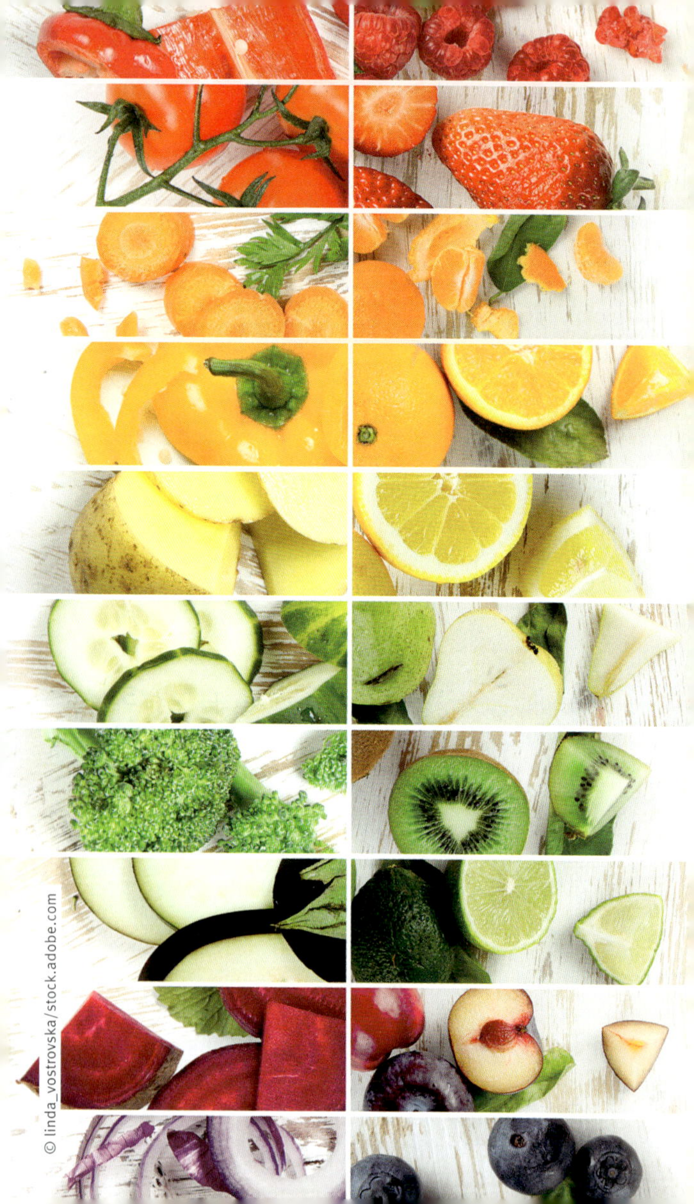

Einkaufs-Tabellen

So macht Einkaufen wieder Spaß, weil Sie nun gleich erkennen, was bei Hashimoto guttut und was eher nicht.

So lesen Sie die Tabellen

In den Einkaufs-Tabellen sehen Sie auf einen Blick an der grünen, gelben oder roten Bewertung, ob ein Lebensmittel für Sie geeignet ist oder nicht.

In der ersten Spalte »Bewertung« finden Sie die Ernährungsempfehlung für Hashimoto. Hierbei wurde das Lebensmittel daraufhin bewertet, inwieweit es Ihren Darm beruhigen und Hashimoto in Remission bringen kann.

- Eine grüne Markierung erhalten alle Lebensmittel, die Sie unbedenklich genießen können. Natürlich ist es auch möglich, auf Sellerie, Möhre oder Aprikose zu reagieren.
- Eine gelbe Markierung bekommen alle Lebensmittel, die problematisch sein könnten. Testen Sie aus, ob diese bei Ihnen Beschwerden verursachen.
- Die rot markierten Nahrungsmittel empfehle ich zu meiden. Entscheiden Sie selbst, inwiefern Sie sich danach richten.

In der freien Spalte, ganz rechts in der Tabelle, haben Sie die Möglichkeit, Ihre eigenen Reaktionen zu notieren.

Bewertung:

- ▲ uneingeschränkt zu genießen
- ▶ austesten, ob das Nahrungsmittel gut bekommt
- ▼ eher nicht zu empfehlen

In der zweiten Spalte »BZ-aktiv« finden Sie die Wirkung auf den Blutzucker- und Insulinspiegel. Halten Sie sich überwiegend an grün markierte Nahrungsmittel. Gelb und vor allem rot Markiertes sollten Sie immer mit viel grün bewerteten Lebensmitteln kombinieren. Das bedeutet, die Mahlzeit sollte zusätzlich auch aus Protein, Fett und viel Gemüse bestehen.

Auswirkung auf den Blutzuckerspiegel (pro 100 g des Nahrungsmittels):

- ▲ hält den Blutzucker- und Insulinspiegel niedrig
- ▶ lässt den Blutzucker mittelmäßig ansteigen (mit grün bewerteten Lebensmitteln kombinieren)
- ▼ treibt den Blutzucker zu stark in die Höhe (besser meiden oder nur eine kleine Menge in Kombination mit reichlich Lebensmitteln, die grün markiert sind, verzehren)

Bedenken Sie, dass mehr als 100 g des bewerteten Nahrungsmittels stärkere Reaktionen auf den Blutzuckerspiegel bewirken können. Werden also beispielsweise 100 g Reis mit gelb markiert, verdienen 180 g schon eine rote Markierung.

In der vierten, fünften und sechsten Spalte finden Sie die Angaben, ob das Lebensmittel Gluten, Casein bzw. Lektine enthält.

Gemüse

Hier gibt es nur wenige Einschränkungen. Eventuell können Nachtschattengewächse Ihnen Ärger bereiten. Diese sind deshalb gelb gekennzeichnet. Testen Sie aus, ob diese Beschwerden hervorrufen. Algen sind je nach Art jodhaltig. Jod kann die Entzündung in der Schilddrüse verstärken. Seien Sie deshalb mit dem Verzehr vorsichtig, falls Ihr Immunsystem noch sehr aktiv ist. Gemüse sollte den größten Anteil Ihrer Ernährung ausmachen, gern in fermentierter Form.

Lebensmittel	Bewertung	BZ-aktiv	Gluten	Casein	Lektin	und ich?
Algen (jodhaltig!)	▶	▲				
Artischocke	▲	▲				
Aubergine	▶	▲			•	
Bataviasalat	▲	▲				
Blattsalat	▲	▲				
Blumenkohl	▲	▲				
Brokkoli	▲	▲				
Butternut-Kürbis	▶	▶			•	
Chicorée	▲	▲				
Chinakohl	▲	▲				
Eichblattsalat	▲	▲				

Lebensmittel	Bewertung	BZ-aktiv	Gluten	Casein	Lektin	und ich?
Eisbergsalat	▲	▲				
Endivie	▲	▲				
Feldsalat	▲	▲				
Fenchel	▲	▲				
Frühlingszwiebel	▲	▲				
Gurke	▲	▲			•	
Grünkohl	▲	▲				
Hokkaido-Kürbis	▶	▶			•	
Jalapeno	▶	▲			•	
Karotte	▲	▲				
Kartoffel, gekocht	▶	▶			•	
Knollensellerie	▲	▲				
Kohlrabi	▲	▲				
Kopfsalat	▲	▲				
Kürbis	▶	▶			•	
Lauch (Porree)	▲	▲				
Lollo Rosso	▲	▲				
Löwenzahn	▲	▲				
Mais	▼	▶			•	
Mangold	▲	▲				
Maniok	▲	▼				
Okra	▲	▲				
Olive	▲	▲				
Pak Choi	▲	▲				
Paprika	▶	▲			•	
Pastinake	▲	▲				
Petersilienwurzel	▲	▲				

Lebensmittel	Bewer- tung	BZ- aktiv	Glu- ten	Ca- sein	Lektin	und ich?
Pilze	▲	▲				
Portulak	▲	▲				
Radicchio	▲	▲				
Radieschen	▲	▲				
Rettich	▲	▲				
Romanasalat	▲	▲				
Rosenkohl	▲	▲				
Rot-/Weißkohl	▲	▲				
Rote Beete	▲	▲				
Rucola	▲	▲				
Salatgurke	▲	▲			•	
Sauerkraut	▲	▲				
Schalotte	▲	▲				
Spaghettikürbis	▶	▶			•	
Spargel	▲	▲				
Spinat	▲	▲				
Spitzkohl	▲	▲				
Sprossen	▲	▲				
Staudensellerie	▲	▲				
Süßkartoffel	▲	▶				
Tomate	▶	▲			•	
Topinambur	▲	▲				
Weiße Rübe	▲	▲				
Wirsing	▲	▲				
Yams	▲	▶				
Zucchini	▶	▲			•	
Zwiebeln	▲	▲				

Obst

Wenn Sie auf Ihren Blutzuckerspiegel achten wollen oder müssen, sollten Sie eher zuckerärmere Obstsorten wie Beeren verzehren und auf Trockenobst verzichten. Auch einige Obstsorten enthalten Lektine. Meist sind diese weniger problematisch. Genießen Sie zwei Portionen Obst am Tag.

Lebensmittel	Bewertung	BZ-aktiv	Gluten	Casein	Lektin	und ich?
Obst						
Acai	▲	▲				
Ananas	▲	▲				
Apfel	▲	▲				
Aprikose	▲	▲				
Avocado	▲	▲				
Banane	▲	▶				
Birne	▲	▲				
Brombeeren	▲	▲				
Drachenfrucht	▲	▲				
Erdbeeren	▲	▲				
Feige	▲	▲				
Goji-Beeren	▶	▲			•	
Granatapfel	▲	▶				
Grapefruit	▲	▲				
Hagebutten	▲	▶				
Heidelbeeren	▲	▲				
Himbeeren	▲	▲				

Lebensmittel	Bewer-tung	BZ-aktiv	Glu-ten	Ca-sein	Lektin	und ich?
Honigmelone	▲	▲			•	
Jackfruit	▲	▲			•	
Johannisbeeren	▲	▲				
Kaki	▲	▶				
Kirschen	▲	▲				
Kiwi	▲	▲				
Kumquat	▲	▲				
Litschi (Konserve)	▲	▶				
Mandarine	▲	▲				
Mango	▲	▲				
Maracuja	▲	▲				
Melone	▲	▲			•	
Mirabelle	▲	▲				
Nektarine	▲	▲				
Orange	▲	▲				
Papaya	▲	▲				
Pfirsich	▲	▲				
Pflaume	▲	▲				
Physalis	▶	▲			•	
Pomelo	▲	▲				
Rhabarber	▲	▲				
Stachelbeeren	▲	▲				
Quitte	▲	▲				
Wassermelone	▲	▲			•	
Weintrauben	▲	▶				
Zitrone	▲	▲				
Zwetschge	▲	▲				

Lebensmittel	Bewertung	BZ-aktiv	Gluten	Casein	Lektin	und ich?
Tiefkühl-Obst, ungezuckert	▲	▲				
Trockenfrüchte						
Apfel	▲	▶				
Aprikose	▲	▶				
Dattel	▲	▼				
Feige	▲	▼				
Goji-Beeren	▶	▶			•	
Pflaume	▲	▶				
Rosinen	▲	▼				

Fisch, Meerestiere, Fleisch, Geflügel und Eier

Achten Sie auf Herkunft und Qualität. Kaufen Sie Fleisch, Fisch und Eier immer in Bio-Qualität. Verzichten Sie auf Produkte aus Massentierhaltung und lassen Sie Wurstwaren lieber im Regal liegen. Beachten Sie den Jodgehalt einiger Fischsorten, wenn Ihre Schilddrüse noch sehr entzündet ist und Sie sehr empfindlich auf Jod reagieren.

Lebensmittel	Bewertung	BZ-aktiv	Gluten	Casein	Lektin	und ich?
Fisch, Meerestiere						
Aal	▲	▲				
Auster	▲	▲				
Dorade	▲	▲				

Lebensmittel	Bewer-tung	BZ-aktiv	Glu-ten	Ca-sein	Lektin	und ich?
Dorsch	▲	▲				
Forelle	▲	▲				
Garnelen (jodhaltiger!)	▶	▲				
Heilbutt	▲	▲				
Hering	▲	▲				
Hummer (jodhaltiger!)	▶	▲				
Jakobsmuschel	▲	▲				
Kabeljau (jodhaltiger!)	▶	▲				
Karpfen	▲	▲				
Krebs	▲	▲				
Lachs	▲	▲				
Makrele (jodhaltiger!)	▶	▲				
Miesmuscheln (jodhaltiger!)	▶	▲				
Rotbarsch	▲	▲				
Sardinen	▲	▲				
Scholle (jodhaltiger!)	▶	▲				
Seelachs (jodhaltiger!)	▶	▲				
Seezunge	▲	▲				
Surimi	▼	▲	•			
Sushi	▼	▲	•		•	
Thunfisch	▲	▲				
Tintenfisch	▲	▲				
Zander	▲	▲				

Lebensmittel	Bewertung	BZ-aktiv	Gluten	Casein	Lektin	und ich?
Fleisch, Geflügel						
Bacon, Bio	▶	▲				
Bockwurst	▼	▲				
Bratwurst	▼	▲				
Ente	▲	▲				
Fleischwurst	▼	▲				
Gans	▲	▲				
Hirsch	▲	▲				
Huhn	▲	▲				
Lamm	▲	▲				
Leber	▲	▲				
Leberkäse	▼	▲				
Leberwurst	▼	▲				
Mettwurst	▼	▲				
Pute	▲	▲				
Reh	▲	▲				
Rind	▲	▲				
Salami	▼	▲				
Schinken (Schwein)	▼	▲				
Schwein	▼	▲				
Wachtel	▲	▲				
Wildschwein	▼	▲				
Eier						
Hühnerei	▲	▲				
Wachtelei	▲	▲				

Hülsenfrüchte

Hülsenfrüchte können aufgrund der enthaltenen Lektine Beschwerden verursachen, deshalb sind diese gelb oder gar rot gekennzeichnet. Beachten Sie, dass Soja ein Allergen ist und auch bei glutensensitiven Menschen starke Reaktionen hervorrufen kann. Achten Sie immer auf die richtige Zubereitung von Hülsenfrüchten.

Lebensmittel	Bewertung	BZ-aktiv	Gluten	Casein	Lektin	und ich?
Ackerbohnen	▶	▲			•	
Adzukibohnen	▶	▲			•	
Edamame	▼	▲			•	
Erbsen	▶	▲			•	
Grüne Bohnen	▶	▲			•	
Kichererbsen	▶	▲			•	
Kidneybohnen	▶	▲			•	
Kofu	▶	▲			•	
Linsen	▶	▲			•	
Mungobohnen	▶	▲			•	
Rote Linsen	▶	▲			•	
Schwarze Bohnen	▶	▶			•	
Sojabohnen	▼	▲			•	
Tempeh	▶	▲			•	
Tofu	▼	▲			•	
Weiße Bohnen	▶	▶			•	
Zuckerschoten/-erbsen	▶	▲			•	

Getreide, Pseudogetreide und Ersatzmehle

Glutenhaltige Getreide empfehle ich zu vermeiden. Weichen Sie auf glutenfreie Pseudogetreide aus, wenn Sie diese gut vertragen. Wenn Sie auf Ihren Blutzucker- und Insulinspiegel achten müssen, beachten Sie die richtige Kombination von rot und gelb markierten Nahrungsmitteln.

Lebensmittel	Bewertung	BZ-aktiv	Gluten	Casein	Lektin	und ich?
Getreide						
Basmatireis, gegart	▶	▶			•	
Bulgur, gegart	▼	▲	•		•	
Couscous, gegart	▼	▶	•		•	
Dinkel	▼	▼	•		•	
Einkorn	▼	▼	•		•	
Emmer	▼	▼	•		•	
Gerste	▼	▶	•		•	
Weizengrieß	▼	▶	•		•	
Hafer, glutenfrei	▶	▼			•	
Haferflocken, glutenfrei	▶	▼			•	
Hartweizen	▼	▼	•		•	
Mais	▼	▶			•	
Polenta	▼	▼			•	
Naturreis, gegart	▶	▶			•	
Reis, gepufft	▶	▼			•	

Lebensmittel	Bewertung	BZ-aktiv	Gluten	Casein	Lektin	und ich?
Reisflocken	▶	▶			•	
Roggen	▼	▼	•		•	
Seitan	▼	▼	•		•	
Vollkornreis, gegart	▶	▶			•	
Weißer Reis, gegart	▶	▶			•	
Weizen	▼	▼	•		•	
Weizeneiweiß	▼	▼	•		•	
Weizenkleber	▼	▼	•		•	
Pseudogetreide						
Amaranth	▶	▼			•	
Amaranth, gepufft	▶	▼			•	
Buchweizen, gegart	▶	▶			•	
Buchweizen, gepufft	▶	▼			•	
Hirse	▶	▶				
Konjaknudeln	▲	▲				
Konjakreis	▲	▲				
Quinoa	▶	▼			•	
Quinoa, gepufft	▶	▼			•	
Ersatzmehle						
Buchweizenmehl	▶	▶			•	
Guarkernmehl	▲	▲				
Johannisbrotkernmehl	▲	▲				
Kartoffelstärke	▶	▼			•	

Lebensmittel	Bewertung	BZ-aktiv	Gluten	Casein	Lektin	und ich?
Kichererbsenmehl	▶	▼			•	
Kokosmehl	▲	▲				
Leinmehl	▲	▲				
Maismehl	▼	▼			•	
Mandelmehl	▲	▲				
Maniokmehl	▲	▼				
Reismehl	▶	▼			•	
Tapiokastärke	▲	▶				

Milchprodukte und Milchersatzprodukte

Bekommt Ihnen herkömmliche Kuhmilch, kaufen Sie vorzugsweise Produkte in Bio-Qualität und möglichst fermentierte Produkte wie Joghurt ohne Zuckerzusatz. Weichen Sie gegebenenfalls auf Milchprodukte von Ziege oder Schaf aus oder verwenden Sie pflanzliche Alternativen wie z. B. Kokos- oder Mandelmilch.

Lebensmittel	Bewertung	BZ-aktiv	Gluten	Casein	Lektin	und ich?
Milchprodukte						
Brie	▶	▲		•		
Buttermilch	▶	▲		•	•	
Crème fraîche	▼	▲		•		
Feta	▶	▲		•		

Lebensmittel	Bewertung	BZ-aktiv	Gluten	Casein	Lektin	und ich?
Fettarme Milch	▼	▲		•	•	
Fruchtjoghurt, gezuckert	▼	▶		•		
Gouda	▶	▲		•		
Hartkäse	▶	▲		•		
Hüttenkäse	▶	▲		•	•	
Joghurt, natur	▶	▲		•	•	
Kefir	▶	▲		•		
Magerquark	▶	▲		•		
Milchreis, gezuckert	▼	▶		•	•	
Mozzarella	▶	▲		•		
Parmesan	▶	▲		•		
Pudding, gezuckert	▼	▼		•	•	
Quark, Vollfett	▶	▲		•		
Sahne	▼	▲		•		
Saure Sahne	▶	▲		•		
Schafskäse	▲	▲		•		
Schmand	▼	▲		•		
Vollmilch	▶	▲		•	•	
Weichkäse	▶	▲		•		
Ziegenkäse	▲	▲		•		
Ziegenmilch	▲	▲		•		

Lebensmittel	Bewertung	BZ-aktiv	Gluten	Casein	Lektin	und ich?
Milchersatzprodukte						
Haferdrink, glutenfrei	▶	▲			•	
Käseersatz (glutenfrei) aus Mandeln/ Cashew/ Kokosmilch	▲	▲			(•)	
Kokosdrink	▲	▲				
Kokosjoghurt, natur	▲	▲				
Kokosmilch	▲	▲				
Kokoswasser	▲	▲				
Mandeljoghurt, natur	▲	▲				
Mandelmilch, ungesüßt	▲	▲				
Reisdrink	▶	▲			•	
Sojadrink	▼	▲			•	
Sojajoghurt	▼	▲			•	

Nüsse, Samen, Öle und Fette

Samen und Saaten können manchmal Unverträglichkeiten hervorrufen. Testen Sie aus, wie gut Ihnen diese bekommen. Nüsse enthalten wertvolle Fette, genießen Sie eine Handvoll (ca. 20–25 g) am Tag, wenn keine Allergie vorliegt. Verzichten Sie auf hoch erhitzbare Pflanzenöle aufgrund der enthaltenen Transfette.

Lebensmittel	Bewertung	BZ-aktiv	Gluten	Casein	Lektin	und ich?
Nüsse, Samen						
Cashewkerne	▶	▲			•	
Chiasamen	▶	▲			•	
Erdmandeln	▲	▲				
Erdnüsse	▶	▲			•	
Fenchelsamen	▲	▲				
Hanfsamen	▲	▲				
Haselnüsse	▲	▲				
Kakao, roh	▲	▲				
Kokosnuss	▲	▲				
Kokosraspeln	▲	▲				
Kürbiskerne	▶	▲			•	
Leinsamen	▲	▲				
Mandeln	▲	▲				
Maronen	▲	▶				
Mohn	▲	▲				
Paranüsse	▲	▲				
Pekannüsse	▲	▲				
Pinienkerne	▲	▲				
Pistazien	▲	▲				
Senfsamen	▲	▲				
Sesam	▲	▲				
Sonnenblumenkerne	▲	▲			•	
Walnüsse	▲	▲				
Öle, Fette						
Avocadoöl	▲	▲				

Lebensmittel	Bewertung	BZ-aktiv	Gluten	Casein	Lektin	und ich?
Butter	▶	▲		•		
Distelöl	▼	▲			•	
Erdnussbutter, ungesüßt	▶	▲			•	
Erdnussöl	▼	▲			•	
Gänseschmalz	▲	▲				
Ghee	▲	▲				
Hanföl	▲	▲				
Kakaobutter	▲	▲				
Kokosbutter	▲	▲				
Kokosöl	▲	▲				
Kürbiskernöl	▶	▲			•	
Leinöl	▲	▲				
Maiskeimöl	▼	▲			•	
Mandelmus, dunkel/hell	▲	▲				
Mandelöl	▲	▲				
Margarine	▼	▲			•	
Olivenöl	▲	▲				
Rapsöl	▼	▲			•	
Schweineschmalz	▶	▲				
Sojaöl	▼	▲			•	
Sonnenblumenöl	▼	▲			•	
Tahin	▶	▲			•	
Traubenkernöl	▶	▲			•	
Walnussmus	▲	▲				
Walnussöl	▲	▲				
Weizenkeimöl	▼	▲			•	

Kräuter, Gewürze und Würzmittel

Kräuter und Gewürze liefern wertvolle Nährstoffe und gesundheitliche Vorteile. Verwenden Sie diese frisch oder getrocknet. Nachtschattengewächse wie Chili oder Paprika können Reaktionen hervorrufen.

Lebensmittel	Bewertung	BZ-aktiv	Gluten	Casein	Lektin	und ich?
Kräuter und Gewürze						
Anis	▲	▲				
Bärlauch	▲	▲				
Basilikum	▲	▲				
Bohnenkraut	▲	▲				
Cayennepfeffer	▶	▲			•	
Chili	▶	▲			•	
Dill	▲	▲				
Estragon	▲	▲				
Frühlingszwiebeln	▲	▲				
Himalayasalz	▲	▲				
Ingwer	▲	▲				
Kapern	▲	▲				
Kerbel	▲	▲				
Knoblauch	▲	▲				
Koriander	▲	▲				
Kresse	▲	▲				
Kümmel	▲	▲				
Kurkuma	▲	▲				
Liebstöckel	▲	▲				

Lebensmittel	Bewertung	BZ-aktiv	Gluten	Casein	Lektin	und ich?
Lorbeer	▲	▲				
Majoran	▲	▲				
Meerrettich	▲	▲				
Meersalz	▲	▲				
Minze	▲	▲				
Muskat	▲	▲				
Nelken	▲	▲				
Oregano	▲	▲				
Paprika	▶	▲			•	
Petersilie	▲	▲				
Pfeffer	▶	▲			•	
Piment	▶	▲			•	
Rosmarin	▲	▲				
Safran	▲	▲				
Salbei	▲	▲				
Salz, jodiert	▼	▲				
Schnittlauch	▲	▲				
Sojasoße	▼	▲	•		•	
Thymian	▲	▲				
Vanille	▲	▲				
Wasabi	▲	▲				
Zimt	▲	▲				
Zitronengras	▲	▲				
Würzmittel						
Bierhefe	▼	▶	•		•	
Coconut Aminos	▲	▶				
Fischfond	▲	▲				

Lebensmittel	Bewertung	BZ-aktiv	Gluten	Casein	Lektin	und ich?
Gemüsebrühe, glutenfrei	▲	▲				
Gerstenmalzextrakt	▼	▶	•		•	
Hefe	▶	▲				
Hefeextrakt	▼	▼	(•)			
Hühnerbrühe/-fond, glutenfrei	▲	▲				
Knochenbrühe	▲	▲				
Rinderbrühe/-fond, glutenfrei	▲	▲				
Essig						
Apfelessig	▲	▲				
Balsamicoessig	▲	▲				
Himbeeressig	▲	▲				
Weißweinessig	▲	▲				

Superfoods

Superfoods unterstützen unsere Gesundheit. Seien Sie vorsichtig bei der Einnahme von Chlorella und Spirulina. Diese wirken anregend auf das Immunsystem und setzen Entgiftungsprozesse in Gang.

Lebensmittel	Bewertung	BZ-aktiv	Gluten	Casein	Lektin	und ich?
Acai	▲	▲				
Ashwaghanda	▲	▲			•	
Chlorella (immunstimulierend!)	▶	▲				

Lebensmittel	Bewertung	BZ-aktiv	Gluten	Casein	Lektin	und ich?
Gerstengraspulver	▲	▲				
Kakaonibs	▲	▲				
Kimchi	▲	▲			(•)	
Knochenbrühe	▲	▲				
Kombucha	▲	▲				
Maca	▲	▲				
Matcha	▲	▲				
Spirulina (immunstimulierend!)	▶	▲				
Weizengraspulver	▲	▲				

Süßungsmittel

Verzichten Sie auf raffinierten Zucker und verwenden Sie gesündere Alternativen. Auch hier gilt: eher sparsam verwenden.

Lebensmittel	Bewertung	BZ-aktiv	Gluten	Casein	Lektin	und ich?
Ahornsirup	▲	▼				
Agavendicksaft	▼	▶			•	
Apfeldicksaft	▲	▼				
Aspartam	▼	▶			•	
Dattelsirup	▲	▼				
Dextrose	▼	▼				
Gerstenmalz	▼	▼	•		•	
Honig	▲	▼				

Lebensmittel	Bewertung	BZ-aktiv	Gluten	Casein	Lektin	und ich?
Kokosblütenzucker	▲	▼				
Maiszucker	▼	▼			•	
Malzsirup	▼	▼	•		•	
Reissirup	▲	▼			•	
Rohrohrzucker	▼	▼				
Stevia	▲	▶				
Sucralose	▼	▼			•	
Yaconsirup	▲	▲				
Zucker braun/weiß	▼	▼			•	
Zuckerrohrsirup	▼	▼			•	

Getränke

Achten Sie auf eine ausreichende Trinkmenge. Idealerweise in Form von stillem Wasser. Aber auch Tee und Kefir oder Kombucha sind wunderbare Alternativen.

Lebensmittel	Bewertung	BZ-aktiv	Gluten	Casein	Lektin	und ich?
Nicht-alkoholische Getränke						
Apfelsaft, naturtrüb, ungezuckert	▲	▲				
Früchtetee, ungesüßt	▲	▲				
Fruchtsaft, gesüßt	▼	▼				
Fruchtsaft, frisch gepresst	▲	▶				

Lebensmittel	Bewer-tung	BZ-aktiv	Glu-ten	Ca-sein	Lektin	und ich?
Gemüsesaft	▲	▲				
Grüner Tee	▲	▲				
Kaffee, schwarz	▶	▲				
Kokoswasser	▲	▲				
Kräutertee	▲	▲				
Limettensaft, frisch gepresst	▲	▲				
Limonade/Softdrinks	▼	▼				
Limonade light/Softdrinks light	▼	▶				
Mineralwasser	▲	▲				
Orangensaft, ungezuckert	▲	▲				
Schwarzer Tee	▶	▲				
stilles Wasser	▲	▲				
Tomatensaft, ungezuckert	▶	▲			•	
Wasserkefir	▲	▲				
Alkoholische Getränke						
Alkopops	▼	▼				
Bier	▼	▲	•		•	
Cocktails	▼	▼				
Spirituosen	▼	▶				

Süßigkeiten und Gebäck

Wenn es etwas Nervennahrung sein muss, steigen Sie auf Zartbitterschokolade mit einem Kakaoanteil von mindestens 70 % um. Oder stellen Sie süße Leckereien selbst her. Lassen Sie zuckerhaltige Schokoriegel, Chips und Co. lieber im Supermarktregal liegen.

Lebensmittel	Bewertung	BZ-aktiv	Gluten	Casein	Lektin	und ich?
Butterkekse	▼	▼	•		•	
Chips	▼	▼			•	
Donuts	▼	▼	•		•	
Flips	▼	▼			•	
Gebäck	▼	▼	•		•	
Kekse	▼	▼	•		•	
Kuchen	▼	▼	•		•	
Lakritz	▼	▼				
Mars	▼	▼	•	•	•	
Milchschokolade	▼	▼		•		
Nachos	▼	▼	•		•	
Nougat	▼	▼	(•)	•		
Nüsse, geröstet	▼	▲			•	
Nüsse, ummantelt	▼	▼	•		•	
Popcorn	▼	▼			•	
Pralinen	▼	▼	(•)	•		
Reiswaffeln	►	▼			•	
Salzstangen	▼	▼	•		•	
Snickers	▼	▼		•	•	
Schaumküsse	▼	▼	•	•		

Lebensmittel	Bewertung	BZ-aktiv	Gluten	Casein	Lektin	und ich?
Weingummi	▼	▼				
Zartbitterschokolade, mind. 70 %	▲	▶				
Zartbitterschokolade, mind. 85 %	▲	▲				

Industriell hergestellte Produkte, Fertigprodukte und -gerichte

Die Liste an industriell hergestellten Produkten ist eher kurz gehalten, da ich grundsätzlich empfehle, diese zu meiden. Richten Sie Ihren Fokus auf frische, naturbelassene Nahrungsmittel.

Lebensmittel	Bewertung	BZ-aktiv	Gluten	Casein	Lektin	und ich?
Apfelmus, ungesüßt	▲	▲				
Bratensoße	▼	▼	•			
Brot, glutenfrei	▶	▼			•	
Brötchen, glutenfrei	▶	▼			•	
Buchweizenflakes	▶	▶			•	
Buchweizennudeln	▶	▶			•	
Chicken Nuggets	▼	▲	•		•	
Cornflakes	▼	▼	•		•	
Fertigsoßen	▼	▼	•			
Fisch, paniert	▼	▶	•		•	
Fischstäbchen	▼	▲	•		•	

Lebensmittel	Bewertung	BZ-aktiv	Gluten	Casein	Lektin	und ich?
Gemüsekonserven	▶	▶				
Gemüsezubereitungen, TK, ungewürzt	▲	▲				
Hamburger	▼	▶	•	•	•	
Hartweizennudeln	▼	▼	•		•	
Hummus	▶	▲			•	
Kartoffelecken	▼	▼	(•)		•	
Kartoffelpüree	▼	▼			•	
Kartoffelsalat mit Mayonnaise	▼	▼			•	
Kartoffelstärke	▼	▼			•	
Ketchup	▼	▶			•	
Kichererbsennudeln	▶	▲			•	
Kondensmilch	▼	▼		•		
Kroketten	▼	▼	•		•	
Linsennudeln	▶	▲			•	
Marmelade	▼	▼				
Mayonnaise	▼	▲				
Mehrkornbrot	▼	▼	•		•	
Nudelsalat	▼	▼	•		•	
Nutella	▼	▶		•		
Obstkonserven, gezuckert	▼	▼				
Pizza	▼	▶	•	•	•	
Pizza, glutenfrei	▶	▶		•		
Paniermehl	▼	▼	•		•	
Polenta	▼	▼			•	

Lebensmittel	Bewertung	BZ-aktiv	Gluten	Casein	Lektin	und ich?
Pommes frites	▼	▶	(•)		•	
Pumpernickel	▼	▶	•		•	
Reibekuchen	▼	▼			•	
Reisnudeln	▶	▶			•	
Roggenbrot	▼	▶	•		•	
Risotto	▶	▼			•	
Rösti	▼	▼	(•)		•	
Salatdressing	▼	▶	(•)	(•)		
Senf, scharf	▶	▲				
Senf, süß	▶	▶				
Schlemmerfilet, Bordelaise	▼	▶	•		•	
Suppe im Glas	▶	▲				
Vollkornbrot	▼	▼	•		•	
Weißbrot	▼	▼	•		•	

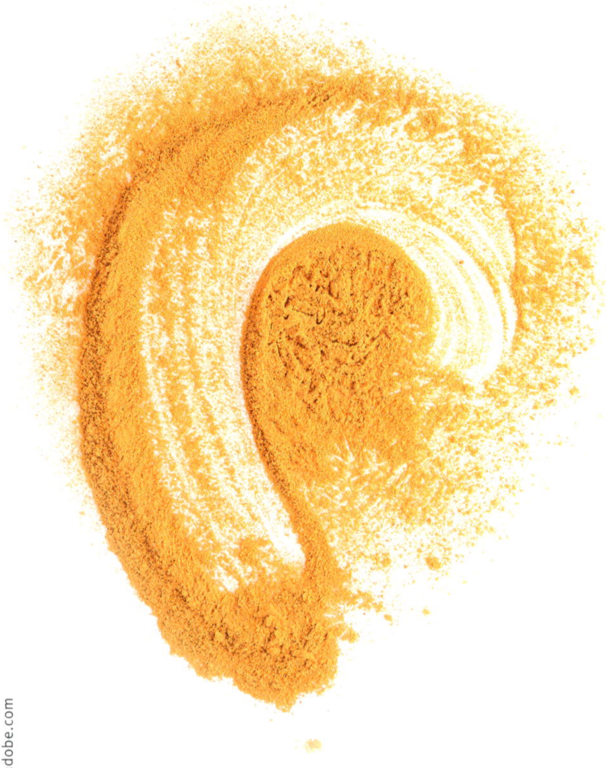

Supplemente & Superfoods

Häufig stellt sich die Frage, ob und vor allem welche Nahrungsergänzungsmittel bei Hashimoto überhaupt notwendig sind.

Supplemente – stets versorgt

Ganz klar besteht bei Autoimmunerkrankungen ein erhöhter Bedarf an Mikronährstoffen. Es kann durchaus sein, dass einige Ihrer Beschwerden damit zusammenhängen.

Mikronährstoffe sind Vitamine, Mineralien und Spurenelemente, die allesamt für die einwandfreie Funktion jeder Zelle notwendig sind. Fehlen dem Körper wichtige Mikronährstoffe, kann die Zelle ihre Aufgaben nicht mehr korrekt ausführen. Die Instandhaltung, Energieproduktion und Neubildung der Zelle läuft fehlerhaft ab. Dies kann zu weitreichenden Beschwerden und Erkrankungen führen.

Einige Beschwerden, die uns plagen, lassen sich also auch auf Mikronährstoffmängel zurückführen und sind nicht immer Grund von unzureichender hormoneller Einstellung oder gar unverträglicher Nahrungsmittel. Die Symptome reichen von einem ständigen

Unwohlsein, über Müdigkeit, Haarausfall bis hin zu Taubheitsgefühlen, Schwindel und Depressionen.

Meist ist es nicht möglich über die Ernährung, selbst wenn sie gesund ist, ausreichend Vitalstoffe aufzunehmen, um vorhandene Mängel auszugleichen und die Mikronährstoffe auf einem guten Level zu halten. Obst und Gemüse sind aufgrund ausgelaugter Böden, langer Transportwege und Lagerung heute nicht mehr so reich an Vitaminen und Mineralstoffen wie noch vor Jahren. Eine gestörte Darmflora und Entzündungen im Darm tragen zusätzlich ihren Teil dazu bei, dass es zu Mängeln kommen kann.

Ob bei Ihnen Nährstoffmängel vorliegen, können Sie anhand eines Blutbildes oder einer Haarmineralanalyse feststellen. Bei vorhandenen Defiziten dürfen und sollten Nahrungsergänzungsmittel gezielt zum Einsatz kommen. Achten Sie unbedingt auf die Qualität der Supplemente. Es sollten keine unnötigen Füllstoffe sowie Zusatzstoffe oder Süßungsmittel enthalten sein. Nahrungsergänzungen aus dem Drogerie- oder Supermarkt sind meist von minderer Qualität.

Ein qualitativ hochwertiges Nahrungsergänzungsmittel ist frei von Farbstoffen, Binde- und Trennmitteln, Konservierungsstoffen und Süßungsmitteln.

Beispiele für solche Zusatzstoffe sind:

- Titandioxid
- Aluminium
- Magnesiumstearat

- Talkum
- mikrokistalline Zellulose
- Siliziumdioxid
- Zitronensäure
- Natriumbenzoat
- Zuckerzusätze und künstliche Süßstoffe

Mängel, die bei Hashimoto häufig vorkommen

Im Folgenden gebe ich einen kurzen Überblick über die Mikronährstoffe, die bei Hashimoto-Betroffenen des Öfteren nicht ausreichend vorhanden sind und daher gegebenenfalls supplementiert werden sollten.

Vitamin D

Wichtig für:

- die Einlagerung von Kalzium in die Knochen
- die Funktion von Muskeln, Gelenken, Nerven, Kreislauf
- den Schutz vor Infekten, Allergien, Osteoporose, Autoimmunerkrankungen und Krebs

Mangel-Symptome: Infektanfälligkeit, Kopf- und Nackenschmerzen, Migräne, Schwindel, Kreislaufbeschwerden, Müdigkeit, Erschöpfung, Schlafstörungen, Depressionen, Antriebslosigkeit, Muskelschwäche, Muskelkrämpfe, Rheuma, Gelenkschmerzen, Rückenschmerzen, Allergien, Hautprobleme, Autoimmunerkrankungen, Osteoporose.

Analyse: Bestimmung der Speicherform 25-OH-Vitamin-D3 im Blut. Ein Wert um die 60 ng/ml wird mindestens empfohlen.

Welche Präparate eignen sich?

- Cholecalciferol in Form von ölhaltiger Lösung, Tabletten oder Kapseln.
- Sinnvoll ist ein Kombi-Präparat mit Vitamin K.
- Gängige Dosierungen liegen bei 2000 bis 5000 I.E. am Tag. Ein Vitamin-D-Rechner unterstützt bei der richtigen Dosierung, um den Wert in den optimalen Bereich zu heben.

Anmerkung: Vitamin-D-Präparate immer zusammen mit Magnesium, Vitamin K und gegebenenfalls Vitamin A einnehmen. Magnesium aktiviert die Aufnahme von Kalzium in die Knochen. Ein Mangel an Magnesium kann diesen Vorgang behindern. Ebenso dazu gehören die Co-Faktoren Vitamin K und gegebenenfalls A. Vitamin K sorgt dafür, dass sich Kalzium nicht in den Gefäßen und Organen ablagert und diese schädigt.

Natürliche Lieferanten: Die körpereigene Vitamin-D-Herstellung benötigt Sonnenlicht; fetter Fisch, Eigelb, Pilze, Avocado.

Zink

Wichtig für:

- das Immunsystem
- den Zellstoffwechsel

- den Schutz vor Entzündungen
- die Wundheilung
- die Aktivierung von mehr als 200 Enzymen

Mangel-Symptome: Schwächung des Immunsystems, Haarausfall, brüchige Nägel und Haare, verzögerte Wundheilung, trockene Haut, Hautentzündungen, Geschwüre, Appetitlosigkeit, Nachtblindheit, Müdigkeit, Antriebslosigkeit, Wachstumsstörungen bei Kindern.

Analyse: Bestimmung im Vollblut. Da Zink zu einem großen Teil im Körper, wie in den Muskeln und den Knochen, gespeichert wird, ist der Blutwert allein nicht immer aussagekräftig. Im Zuge eines Zinkmangels sind weitere Veränderungen im Blut sichtbar, wie z. B. eine verringerte Anzahl von Blutzellen oder erhöhtes Kortisol. Eine Überdosierung mit Zink sollte vermieden werden. Hierbei kann es zu einem Kupfermangel kommen.

Welche Präparate eigenen sich?

- Zinkgluconat, -bisglycinat, -orotat in Kapselform.
- Gängige Dosierungen liegen bei 15 bis 25 mg pro Tag.

Anmerkung: Die Einnahme auf nüchternen Magen kann Übelkeit und Erbrechen verursachen.

Natürliche Lieferanten: Rindfleisch, Hülsenfrüchte, Saaten, Quinoa, Naturreis, Mangold, Spinat, Pilze, Nüsse, Hefe, Eier, Austern.

Selen

Wichtig für:

- die Umwandlung der Schilddrüsenhormone
- den Schutz der Zellen vor oxidativen Schäden
- das Immunsystem
- die Entgiftung

Mangel-Symptome: Erhöhte Anfälligkeit für bakterielle Infektionen, Müdigkeit, Leistungsschwäche, Nagelveränderungen wie weiße Flecken oder Querrillen, Altersflecken, dünne Haare, trockenen Haut, Gelenkbeschwerden, Schädigungen des Herzmuskels.

Analyse: Bestimmung von Selen im Vollblut. Dieser Wert spiegelt die Langzeitversorgung wieder. Ein Wert von 120–150 µg/l sollte angestrebt werden. Eine Überdosierung mit Selen sollte vermieden werden. Diese macht sich durch knoblauchartigen Mund- und Körpergeruch bemerkbar sowie durch Kopfschmerzen, Haarausfall und Verdauungsstörungen.

Welche Präparate eignen sich?

- Natriumselenit oder Selenmethionin in Tabletten- oder Kapselform.
- Gängige Dosierungen liegen bei 100 bis 200 µg.

Natürliche Lieferanten: Paranüsse, Sonnenblumenkerne, Rindfleisch, Geflügel, Lachs, Lamm, Hering, Tomaten, Keime, Brokkoli.

Eisen

Wichtig für:

- die Bildung roter Blutkörperchen und Hämoglobin
- den Sauerstofftransport
- die Umwandlung von T4 in das stoffwechselwirksame T3
- die Bildung der Hormone Kortisol, Melatonin, Serotonin
- den Energiestoffwechsel
- die Zellteilung
- das Immunsystem

Mangel-Symptome: Blutarmut, Müdigkeit, Frieren, Haarausfall, brüchige Nägel, eingerissene Mundwinkel, Schwindel, Kopfschmerzen, schlechtes Hörvermögen, Konzentrationsschwierigkeiten, Herzbeschwerden, Schlafstörungen, Depressionen, Blässe, Restless-Legs-Syndrom, Regelschmerzen.

Analyse: Bestimmung des Eisenspeicherwertes Ferritin im Blut. Das freie Eisen im Blut unterliegt Schwankungen und ist für die Beurteilung eines Eisenmangels kaum aussagekräftig. Ebenso sollten die Entzündungsmarker bestimmt werden, da der Ferritinwert im Zuge von Entzündungen falsch erhöht sein kann.

Ein Ferritinwert um die 90 ng/ml wird mindestens empfohlen. Eine regelmäßige Kontrolle der Blutwerte verhindert die Überdosierung von Eisen.

Welche Präparate eignen sich?

- Eisenbisglycinat oder Curryblattextrakt als natürlicher Eisenlieferant in Kapselform oder auch flüssig. Natürliches Vitamin C fördert die Aufnahme.
- Gängige Dosierungen reichen von 20 bis 60 mg am Tag, je nach Ausgangswert.

Anmerkung: Eisenpräparate möglichst im Abstand von 2 Stunden von anderen Nahrungsergänzungen und Medikamenten einnehmen. Die tägliche Einnahme verringert die Aufnahmefähigkeit. Nehmen Sie Eisen deshalb immer mit einer kleinen Pause zu sich (alle 2 Tage oder auch nach 3 Tagen Einnahme – 2 Tage Pause).

Natürliche Lieferanten: rotes Fleisch, Leber, Geflügel, Eier, grünes Blattgemüse, Petersilie, Nüsse, Kakao, Trockenfrüchte.

Magnesium

Wichtig für:

- die Muskulatur und die Nerven
- die Blutgefäße
- den Energiestoffwechsel
- die Hormonsynthese
- die Aktivierung von mehr als 300 Enzymen
- die Aufrechterhaltung des Elektrolythaushaltes
- die Aufnahme von Vitamin D

Mangel-Symptome: Muskelschmerzen/-krämpfe und -zuckungen, Schlafstörungen, Müdigkeit, Schwindel,

Unruhe, Herzrasen, Kopfschmerzen, Reizbarkeit, Depressionen, Angstzustände, Übelkeit, Appetitlosigkeit, Durchblutungsstörungen, Taubheitsgefühle an Händen und Füßen, Osteoporose, Fibromyalgie, Asthma.

Analyse: Bestimmung im Vollblut. Der Magnesiumgehalt im Serum allein ist nicht aussagekräftig, da sich der größte Anteil in den Zellen befindet. Der Normalwert liegt zwischen 0,8 und 1 mmol/l.

Welche Präparate eignen sich?

- Ideal sind verschiedene Verbindungen wie Magnesiumcitrat, -glycinat, -malat, -gluconat in Tabletten- oder Kapselform. Auch Pulver ist möglich.
- Gängige Dosierungen liegen zwischen 300 und 800 mg am Tag.

Anmerkung: Magnesiumpräparate möglichst separat einnehmen. Eine Überdosierung der oralen Magnesiumeinnahme macht sich mit Durchfall bemerkbar.

Natürliche Lieferanten: Bananen, Nüsse, Hülsenfrüchte, grünes Blattgemüse, Kakao, Trockenfrüchte.

Vitamin B_{12}

Wichtig für:

- die Gehirn- und Nervenfunktion
- das Zellwachstum
- das Immunsystem
- die Bildung der roten Blutkörperchen

- den Eiweißstoffwechsel
- den Erhalt einer gesunden Psyche

Mangel-Symptome: Missempfindungen wie Taubheit und Kribbeln, Nervenschädigungen, Schmerzen, Müdigkeit, Schwäche, Erschöpfung, Gangunsicherheit, depressive Verstimmungen, Angststörungen, Konzentrationsschwierigkeiten, Vergesslichkeit, Blutarmut, Entzündungen von Mund, Magen und Darm, eingerissene Mundwinkel, Blässe, Schwindel, Sehstörungen.

Analyse: Bestimmung im Serum anhand des Holo-TC. Ein Holo-TC-Wert über 50 pmol/l sollte angestrebt werden.

Welche Präparate eignen sich?

- Methylcobalamin in Tabletten- oder Kapselform oder flüssig.
- Gängige Dosierungen liegen bei 500 bis 1000 µg am Tag oder 5000 µg als Wochenration.

Anmerkung: Es empfiehlt sich die Einnahme zusammen mit einem B-Komplex, da B-Vitamine untereinander synergetisch wirken. Bei Aufnahmestörungen z. B. durch einen entzündeten Magen-Darm-Trakt ist die Einnahme von Lutschtabletten oder Tropfen (sublingual) oder die Gabe per Spritze (subkutan) empfehlenswert.

Natürliche Lieferanten: Leber, Fleisch, Geflügel, Fisch, Milchprodukte, Eier.

Jod

Wichtig für:

- die kognitive Funktion
- das Nervensystem
- den Energiestoffwechsel
- die Schilddrüsenfunktion und die Produktion von Schilddrüsenhormonen
- die Erhaltung der Haut

Mangel-Symptome: Gewichtszunahme, Müdigkeit, Energiemangel, Schwäche, Schwellung und Druckgefühl am Hals, Kropfbildung, Schilddrüsenfehlfunktionen, trockene und schuppige Haut, Haarausfall, Kälteempfindlichkeit, Konzentrationsschwäche, Gedächtnisstörungen, starke oder unregelmäßige Periode, Schwangerschaftskomplikationen.

Analyse: Bestimmung über den Urin. Hier wird die Jodausscheidung gemessen. Die Überprüfung während Schwangerschaft und Stillzeit ist besonders wichtig. Hier ist der Bedarf erhöht.

Welche Präparate eignen sich?

- Kelp in Tablettenform.
- Gängige Dosierungen liegen zwischen 50 und 150 µg.

Anmerkung: Jodeinnahme in niedriger Dosierung beginnen, langsam einschleichen. Liegt eine akute Entzündung der Schilddrüse vor, sollte keine Einnahme erfolgen. Jod immer in Verbindung mit Selen einnehmen. Einen Selenmangel immer zuerst beheben.

Natürliche Lieferanten: Seefisch, Meeresfrüchte, Algen, Spinat, Brokkoli, Grünkohl, Erdnüsse, Cashewkerne.

Omega-3-Fettsäuren

Wichtig für

- den Schutz vor Herz-Kreislauf-Erkrankungen
- die Senkung der Triglyzeride
- die Gehirnfunktion
- die Linderung von Entzündungen bei chronischen Erkrankungen
- die Sehkraft

Mangel-Symptome: Konzentrationsprobleme, innere Unruhe, Müdigkeit, Sehschwäche, Muskelschwäche, trockene Haut, Verdauungsprobleme.

Analyse: Fettsäureanalyse im Blut.

Welche Präparate eignen sich?

- EPA und DHA aus Fisch- oder Algenöl in Kapselform oder flüssig.
- Gängige Dosierungen liegen bei 2 000 mg Omega-3-Fettsäuren am Tag.

Anmerkung: Achten Sie auf gereinigte Produkte, um z. B. Schwermetallbelastungen zu vermeiden. Algenöl ist die umweltfreundlichere, nachhaltigere Variante.

Natürliche Lieferanten: Hering, Makrele, Lachs, Sardinen, Anchovis, Algen, Walnüsse, Chiasamen.

Unterstützung für Immunsystem, Leber und Darm

Gerstengras zählt zu den sogenannten Superfoods. Hierbei handelt es sich um die junge, grüne Pflanze, bevor diese die Gerstenkörner ausbildet. Somit ist Gerstengras glutenfrei und kann unbedenklich verzehrt werden. Es ist die ideale Alternative zu grünem Blattgemüse. Denn Gerstengraspulver steckt voller wertvoller Nährstoffe in hoher Konzentration. Es ist reich an Vitaminen, Spurenelementen, Mineralstoffen, Ballaststoffen und Chlorophyll. Ganz besonders freut sich Ihre Darmschleimhaut über die Nährstoffbombe. Mischen Sie 2 × 1 TL täglich in Smoothies, Salat, Joghurt oder trinken Sie es pur mit Wasser, wenn Sie den grünen Geschmack mögen. Achten Sie beim Kauf auf Bio-Qualität, um sicherzustellen, dass es sich um hochwertiges Gerstengras handelt.

Ingwer ist wegen seiner positiven Wirkung auf unsere Gesundheit längst bekannt. Die Knolle wirkt antibakteriell und entzündungshemmend und kann die Vermehrung bestimmter Viren hemmen. Er regt die Durchblutung und den Kreislauf an, fördert die Verdauung und steigert die Bildung von Magensaft und Galle und lindert Übelkeit und Erbrechen. Ingwer ist vielseitig verwendbar z.B. als Gewürz, in Wasser, ob kalt oder warm als Tee, in Shots oder Smoothies. Achten Sie beim Kauf von frischem Ingwer auf Bioqualität, so können Sie auch die Schale verwenden. Ein daumengroßes Stück Ingwer pro Tag darf es sein.

Kurkuma ist nicht nur ein wunderbares Gewürz, sondern wird auch als pflanzliche Arznei verwendet. Das enthaltene Curcumin wirkt entzündungshemmend, antibakteriell, antiviral und auch antioxidativ. Es hilft bei der Entgiftung von Toxinen und Metallen und lindert Blähungen und Völlegefühl. Ein Zuviel kann bei empfindlichen Personen jedoch Übelkeit verursachen. Verwenden Sie Kurkuma in Verbindung mit schwarzem Pfeffer. Das in schwarzem Pfeffer enthaltene Piperin erhöht die Bioverfügbarkeit von Kurkuma. Verwenden Sie die frische Wurzel in Gerichten oder Smoothies (ca. daumengroß) oder gemahlen als Pulver in »gelber Milch«.

Weihrauch dient nicht nur als Räucherwerk. Die enthaltenen Boswellia-Säuren wirken nicht nur entzündungshemmend, schmerzlindernd, abschwellend und antibiotisch, sondern auch immunmodulierend. Das bedeutet, dass ein Ungleichgewicht des Immunsystems reguliert werden kann (TH1/TH2-Dominanz). Bei entzündlichen Darmerkrankungen wie Morbus Crohn kann Weihrauch besonders hilfreich sein. Gängige Dosierungen in Kapselform liegen bei 300 mg mit einem Anteil von ca. 85 % Boswellia-Extrakt. Ganz wunderbar eignet sich die Kombination von Kurkuma, Ingwer und Weihrauch zur Linderung eines Schubes.

Antioxidanzien: Um Entzündungen einzudämmen und freie Radikale abzufangen, ist es wichtig, genügend Antioxidanzien zu sich zu nehmen. Freie Radikale sind per se nicht schlecht. Jedoch bedingt ein Zuviel oxidativen Stress. Dies führt zur Beschädigung von Zellen, eingeschränkter Zellfunktion bis hin zum Zelltod. Zu den wichtigsten Antioxidanzien gehören die Vitamine B_2, C und E, Mineralstoffe wie Zink, Selen, Kupfer und Mangan, Polyphenole wie OPC, Quercetin und Resveratrol, Carotinoide wie Beta-Carotin, Astaxanthin, Lutein und Lycopin.

Zu finden sind all diese in frischen Nahrungsmitteln wie Beeren, Grapefruit, Zitrusfrüchten, Trauben, Brokkoli, Tomaten, Möhren, Sprossen, Gerstengras, Algen, Ingwer, Kurkuma oder Kakao. Möglich ist auch die Einnahme in Form von (Beeren-)Pulver oder Kapseln. Hier bieten sich sowohl Kombinationen verschiedener Antioxidanzien als auch Einzelpräparate wie Astaxanthin, Quercetin etc. an.

Mariendistel ist die wahrscheinlich bekannteste Pflanze zur Heilung der Leber. Sie hat nicht nur eine schützende Wirkung auf unser Entgiftungsorgan, sondern sorgt auch für eine schnelle Heilung bereits geschädigter Leberzellen. Ebenfalls unterstützt Mariendistel die Reinigung von Leber und Galle. Sie wirkt entzündungshemmend und bietet Schutz vor freien Radikalen, Alkohol, Schadstoffen und Pilzen. Achten Sie bei Kapseln auf einen Sylimarinanteil von 80 %.

Bitterstoffe regen die Verdauung an und fördern die Bildung von Verdauungssäften von Magen, Bauchspeicheldrüse und Galle. Sie helfen der Leber bei der Entgiftung und regulieren den Appetit. Heutzutage verfügen Obst- und Gemüsesorten über weniger Bitterstoffe. Sie wurden schlichtweg herausgezüchtet, damit es uns besser schmeckt. Sie finden sie z. B. in Chicorée, Radicchio, Löwenzahn, Endivie, Rucola, Kohlgemüse, Grapefruit, Petersilie, Koriander, Oregano, Salbei, Kurkuma, Artischocke und grünem Tee. Bitterstoffe können Sie auch prima in Kapsel- oder Pulverform oder auch als Tropfen einnehmen. Hier bieten sich Mischungen verschiedener Arten an.

Schmecken allerdings Gemüse wie Zucchini, Kürbis, Gurke, Melone, Kartoffeln, Tomaten oder Auberginen bitter, ist dies ein Anzeichen für den Verderb und Sie sollten sie nicht mehr verzehren. Denn dann haben sich Gifte ausgebildet, die zu Übelkeit und Erbrechen bis hin zu Herzrhythmusstörungen führen können.

Myo-Innositol ist eine vitaminähnliche Substanz, auch Vitaminoid genannt, und kann in die Gruppe der B-Vitamine einsortiert werden. Myo-Innositol kann sowohl den Insulinstoffwechsel als auch die Sexualhormone positiv beeinflussen. Es wird unterstützend bei der Behandlung einer Insulinresistenz und bei Zyklusproblemen von Frauen (PCOS) angewandt. Sie erhalten Myo-Innositol in Kapselform oder als Pulver. Gängige Dosierungen liegen bei 2 × 2 g täglich. Beginnen Sie mit einer niedrigen Dosierung und steigern sie langsam.

Betaine und Verdauungsenzyme: In Verbindung mit Hashimoto kommt ein Magensäuremangel sehr häufig vor. Dies kann z. B. beim Verzehr von tierischem Protein Probleme bereiten, indem dieses nicht ausreichend aufgespalten und verdaut werden kann.

Sie können mit Hilfe von Bitterstoffen, Apfelessig und Zitronenwasser versuchen, die Magensäureproduktion anzuregen. Gelingt dies nicht, können Sie auf Betaine-HCl, das ist Magensäure in Kapselform und/oder Verdauungsenzymen, welche z. B. Bromelain enthalten, zurückgreifen.

Aminosäuren/Proteinpulver: Können Sie Ihren Bedarf an Protein nicht ausreichend über die Nahrung decken, ist die Verwendung von Proteinpulver oder die Einnahme von Aminosäuren eine sinnvolle Alternative. Je nach Verträglichkeit können Sie tierisches oder veganes Proteinpulver wählen. Leider sind vegane Proteinpulver geschmacklich nicht immer der Hit. Sie können diese aber z. B. einfach unter den Joghurt rühren, so ergibt sich eine angenehme Konsistenz. Achten Sie auf jeden Fall auf die Inhaltsstoffe von Proteinpulver. Es sollte keine künstlichen Zusatz- oder Süßstoffe enthalten. Der Anteil an Kohlenhydraten sollte eher niedrig sein. Essenzielle Aminosäuren erhalten Sie in Kapselform. Diese Variante wird auf direktem Wege von Ihrem Körper aufgenommen. Natürlich können Sie auch beides variieren.

Probiotika: Mit der Einnahme von Probiotika können Sie den Aufbau der Darmflora unterstützen, indem das Wachstum der nützlichen Bakterien angeregt wird. Empfehlenswert ist die Kombination aus mehrstämmigen Lakto- und Bifidobakterien. Zusätze von Präbiotika wie Inulin oder Akazienfaser liefern gleichzeitig Futter für die zugeführten Bakterien.

Sinnvoll ist es, sich anhand einer Stuhlprobe einen Überblick über die Zusammensetzung des Mikrobioms zu verschaffen. So können Bakterienstämme gezielt ausgewählt und eingesetzt werden. Wichtig ist hier auch die Anpassung der Ernährung, damit die Behandlung der Dysbiose im Darm gelingt.

Saisonkalender Gemüse

Art	Jan.	Feb.	März	April	Mai
Artischocke					
Aubergine					
Bärlauch					
Basilikum					
Bataviasalat					
Blumenkohl					
Bohnen, grüne					
Brokkoli					
Champignons					
Chicorée					
Chinakohl					
Eichblattsalat					
Eisbergsalat					
Endiviensalat					
Erbsen					
Feldsalat					
Fenchel					
Frühlings-zwiebel					
Grünkohl					
Kartoffel					
Knollensellerie					
Kohlrabi					
Kopfsalat					
Kresse					
Kürbis					
Lollo Rosso					
Mais					

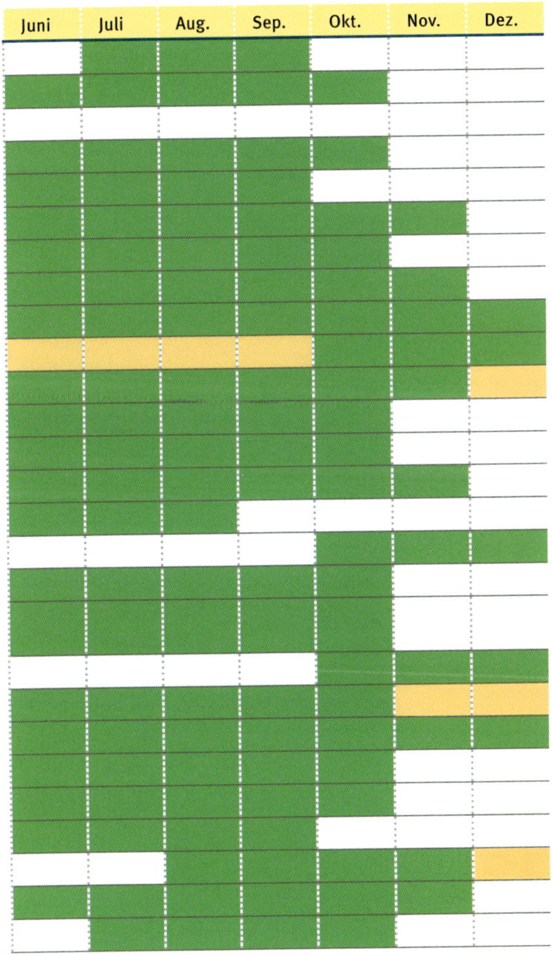
Juni
Juli
Aug.
Sep.
Okt.
Nov.
Dez.

Art	Jan.	Feb.	März	April	Mai
Mangold					
Meerrettich					
Möhre					
Pak Choi					
Paprika					
Pastinake					
Petersilie					
Petersilien-wurzel					
Pfifferling					
Porree (Lauch)					
Portulak					
Radicchio					
Radieschen					
Rettich					
Romanasalat					
Romanesco					
Rosenkohl					
Rote Beete					
Rotkohl					
Rucola					
Salatgurke					
Schalotte					
Schnittlauch					
Spargel					
Spinat					
Spitzkohl					
Staudensellerie					
Steckrübe					
Steinpilz					

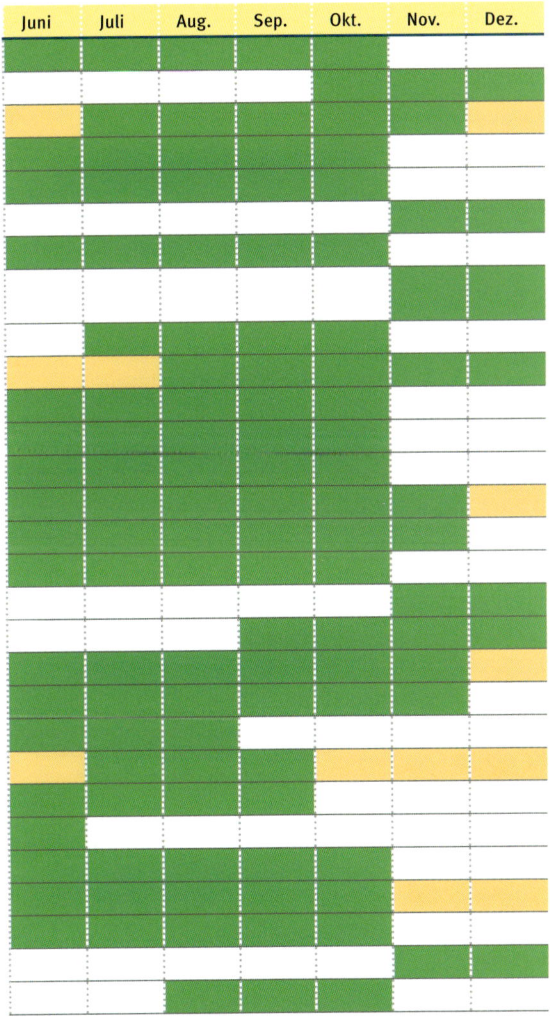
Juni
Juli
Aug.
Sep.
Okt.
Nov.
Dez.

Art	Jan.	Feb.	März	April	Mai
Süßkartoffel					
Tomate					
Weißkohl					
Wirsing					
Zucchini					
Zuckerschote					
Zwiebel					

Saisonkalender Obst

Art	Jan.	Feb.	März	April	Mai
Apfel					
Aprikose					
Birne					
Brombeeren					
Erdbeeren					
Heidelbeeren					
Himbeeren					
Holunderbeeren					
Johannisbeeren					
Kirschen					
Mirabelle					
Nektarine					
Pfirsich					
Pflaume					
Quitte					
Rhabarber					
Stachelbeeren					
Weintrauben					
Zwetschge					

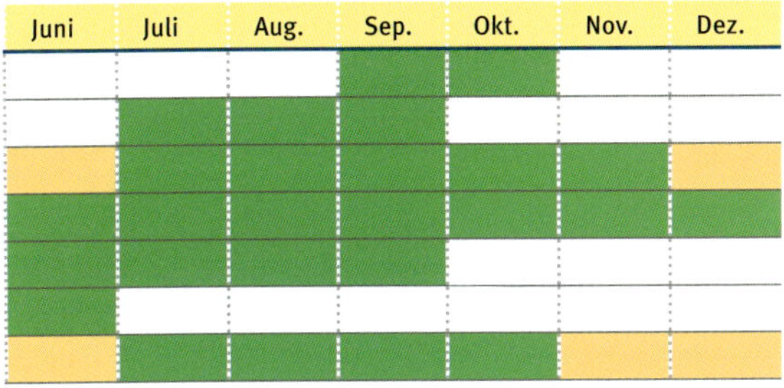
Juni
Juli
Aug.
Sep.
Okt.
Nov.
Dez.

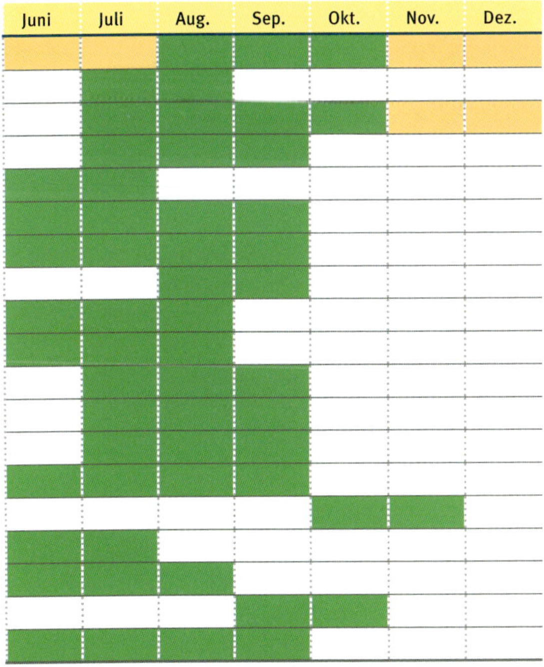
Juni
Juli
Aug.
Sep.
Okt.
Nov.
Dez.

Stichwortverzeichnis

Empfehlungen von Diana Zichner

Auf meiner Website www.hashimotounddiespeckroellchen.de finden Sie informative Beiträge rund um Hashimoto und die Darmgesundheit sowie beispielsweise auch eine genaue Anleitung zur Wiedereinführung von Nahrungsmitteln.

Weiterführende Links

www.nextvital.de/pages/vitamin-d-rechner – Vitamin-D-Dosierung berechnen
www.medivere.de – Darmfloracheck, Hormonprofile zu Hause durchführen
www.naturtreu.de – Nahrungsergänzung, besonders »Flammengarde«
www.sunday.de – Nahrungsergänzung
www.norsan.de – Omega-3-Fettsäuren
www.nextvital.de – Nahrungsergänzung
www.brain-effect.com – Nahrungsergänzung
www.viktilabs.de – Nahrungsergänzung
www.vom-achterhof.de – Gerstengras, Kurkumapulver, Gewürze
www.bitterliebe.com – Bitterstoffe
www.tisso.de – Probiotika
www.allergosan.com – Probiotika
www.artgerecht.com – Probiotika
www.everydays.de – Probiotika
www.klairelabs.de – Betaine HCl
www.paulikocht.com – gesunde Mahlzeiten im Glas
www.bonebrox.com – Knochenbrühe im Glas
www.fairment.de – fermentiertes Gemüse
www.veggiecrumbz.de – Panade aus Gemüse
www.korodrogerie.de – haltbare Lebensmittel in Großpackungen
www.ruut.de – Maniokmehl
www.komeko.de – Reismehle

Bibliografische Information der Deutschen Nationalbibliothek
Die Deutsche Nationalbibliothek verzeichnet diese Publikation in der Deutschen Nationalbibliografie; detaillierte bibliografische Daten sind im Internet über http://dnb.d-nb.de abrufbar.

Programmplanung: Uta Spieldiener
Projektmanagement: Anja Bippus
Redaktion: Anne Bleick
Bildredaktion: Christoph Frick
Covergestaltung: © Thieme
Layout: CYCLUS · Visuelle Kommunikation, Stuttgart

Bildnachweis
Umschlagmotiv und Bild S. 3: © P. Loenicker/Thieme
Autorinnenfoto: Markus Zielke
Inhalt: S. 8 © ratmaner/stock.adobe.com, S. 64 © linda_vostrovska/stock.adobe.com, S. 94 © Pixel-Shot/stock.adobe.com

1. Auflage 2022

TRIAS Verlag in Georg Thieme Verlag KG, Rüdigerstraße 14, 70469 Stuttgart, Germany
www.trias-verlag.de

Printed in Germany
Satz und Repro: Reemers Publishing Services GmbH, Krefeld
Druck: AZ Druck- und Datentechnik, Kempten

Gedruckt auf chlorfrei gebleichtem Papier

ISBN 978-3-432-11576-4

Auch erhältlich als E-Book:
eISBN (ePub) 978-3-432-11577-1

1 2 3 4 5 6